Dr HENRI MEURIOT
ANCIEN INTERNE
DES HOPITAUX DE PARIS

Des Hallucinations des Obsédés

Pseudo-Hallucinations

PARIS
ASSELIN ET HOUZEAU
ÉDITEURS

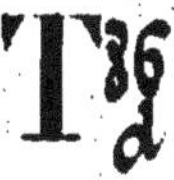

DES

HALLUCINATIONS DES OBSÉDÉS

PSEUDO-HALLUCINATIONS

CORBEIL. — IMPRIMERIE ÉD. CRÉTÉ

DES
HALLUCINATIONS DES OBSÉDÉS
ET PSEUDO-HALLUCINATIONS

PAR

Le Dr Henri MEURIOT

ANCIEN INTERNE DES HÔPITAUX DE PARIS

PARIS
ASSELIN ET HOUZEAU
LIBRAIRES DE LA FACULTÉ DE MÉDECINE
PLACE DE L'ÉCOLE-DE-MÉDECINE

1903

DES HALLUCINATIONS DES OBSÉDÉS
PSEUDO-HALLUCINATIONS

INTRODUCTION

Le Congrès international de médecine mentale de 1889, sur le rapport de M. Jules Falret, votait cette conclusion qu'un des caractères distinctifs des obsédés est qu'ils n'arrivent jamais à l'hallucination véritable.

Cette proposition est loin d'avoir rallié le suffrage de tous les auteurs, et a été l'objet de nombreuses controverses.

Les observateurs ont multiplié les exemples d'obsédés ayant présenté au cours de leur maladie des hallucinations.

Séglas, Raymond et Arnaud, Gilbert Ballet, Larroussinie, Janet et tant d'autres encore ont rapporté un grand nombre de ces cas.

M. Séglas en particulier insiste sur la fréquence et l'importance de ces phénomènes : il pense qu'il faut s'incliner devant les faits qui démontrent indiscutablement qu'il y a des « obsessions hallucinatoires ».

Mais la contradiction qui semble exister entre ces deux avis opposés est plus apparente que réelle, et la divergence d'opinion des auteurs tient, en partie du moins, à ce qu'ils n'ont pas toujours envisagé des faits de même nature.

Les causes de beaucoup les plus fréquentes des hallucinations — les seules, serions-nous presque tenté de dire — sont l'hystérie et les intoxications (auto-intoxication, alcool). Or il est certain que bien des malades décrits comme des obsédés hallucinés étaient des hystériques.

Quant aux intoxications, elles trouvent, chez ces dégénérés que sont les obsédés, un merveilleux terrain pour y exercer leurs méfaits.

Le mauvais fonctionnement de leur appareil digestif, comme de tous leurs autres appareils d'ailleurs, les prédispose aux auto-intoxications, et leur lourde hérédité nerveuse crée chez eux un point faible particulièrement favorable à l'éclosion des hallucinations toxiques.

Or, croyons-nous, c'est d'hallucinations de cette nature qu'il s'agit dans nombre d'observations. Elles sont alors des phénomènes surajoutés de cause toxique n'ayant aucun rapport intime avec l'obsession.

Mais dans toute une autre catégorie de faits la nature du phénomène est plus délicate à déterminer, et nombre d'auteurs, abusés par son apparence hallucinatoire, se sont peut-être trop hâtés de conclure à l'existence d'une hallucination véritable.

Il s'agit des cas dans lesquels les phénomènes hallucinatoires semblent créés par l'obsession même. Ce rapport intime entre l'hallucination et l'obsession avait déjà attiré l'attention des auteurs.

M. Séglas montre que « l'hallucination peut succéder à l'idée obsédante et faire partie de la symptomatologie du syndrome (obsession hallucinatoire) ou qu'elle peut même, à elle seule, constituer l'obsession (hallucination obsédante) ».

Or, pour toute la classe des malades auxquels ces faits ont trait, nous croyons que la proposition de M. Falret reste vraie et que les phénomènes hallucinatoires que l'on rencontre chez eux ne sont pas des hallucinations véritables.

M. Séglas fait remarquer le caractère particulier de ces hallucinations très fréquentes chez les obsédés, « qui disent souvent, en décrivant leurs idées, que cela leur vient à l'esprit comme si quelque chose le leur disait intérieurement ou comme s'ils se parlaient à eux-mêmes ».

Est-ce ainsi que s'exprimeraient les malades en face d'hallucinations véritables ?

D'ailleurs, *à priori*, comme le fait si judicieusement observer M. Janet, comment admettre chez les obsédés la présence d'une hallucination véritable qui est un phénomène complet, alors que la caractéristique même de leur maladie réside dans ce fait que tous les autres phénomènes psychologiques y restent incomplets ?

Un examen plus attentif des malades, une analyse plus minutieuse du phénomène justifient cette façon de voir et nous nous croyons autorisé à dire dès maintenant que les hallucinations de l'obsession sont des phénomènes identiques aux hallucinations psychiques de Baillarger et mieux aux pseudo-hallucinations de Kandinsky, différant par leur nature même des hallucinations véritables qui sont des hallucinations toxiques.

HALLUCINATIONS PSYCHIQUES DE BAILLARGER

L'existence de ces phénomènes hallucinatoires qui ne sont pas des hallucinations véritables avait frappé dès longtemps les observateurs.

Les auteurs mystiques avaient distingué plusieurs sortes de fausses perceptions. « Il y a des locutions et des voix intellectuelles qui se font dans l'esprit et dans l'intérieur de l'âme; il y en a d'imaginatives qui se font dans l'imagination; il y en a de corporelles qui frappent les oreilles du corps. »

De même ils parlent d'odeurs et de goûts spirituels et aussi de révélations qui n'affectent que l'âme, tandis que d'autres odeurs, d'autres goûts et des visions arrivent aux organes des sens.

Mais si les auteurs les signalent incidemment, il faut arriver au Mémoire de Baillarger (1846), pour avoir un premier travail d'ensemble sur la question — et à lui le premier revient l'incontestable mérite d'avoir attiré l'attention sur les « hallucinations psychiques » et d'avoir montré en quoi elles diffèrent des hallucinations véritables.

Dans son travail sur les hallucinations, il divise les hallucinations en deux classes :

« Il y a lieu d'admettre deux sortes d'hallucinations : les unes complètes, composées de deux éléments et qui sont le résultat de la double action de l'imagination et des organes des sens : ce sont les hallucinations psycho-sensorielles; les autres, dues seulement à l'exercice involontaire de la mémoire et de l'imagination, sont tout à fait étrangères aux organes des sens; elles manquent de l'élément sensoriel et sont par cela même incomplètes : ce sont les hallucinations psychiques. »

Et rappelant brièvement la division des fausses perceptions établie par les auteurs mystiques, Baillarger ne retient dans son travail que les fausses perceptions auditives.

« Ces fausses perceptions, dit-il, paraissent se rapporter exclusivement au sens de l'ouïe et ne peuvent être confondues avec les véritables hallucinations que par les aliénés. Les malades sains d'esprit, qui éprouvent ce phénomène, ne disent pas qu'ils entendent parler, mais qu'il leur semble entendre parler, — il y a dans leur tête une sorte de conversation tout intérieure, — ils entendent la pensée, le langage de la pensée. »

Et à l'appui de ce qu'il avance, l'auteur rapporte un nombre considérable d'observations, toutes ayant trait à des hallucinations de l'ouïe; mais les phénomènes hallucinatoires n'y sont pas tous de même nature : ce qui explique les divergences d'opinion des auteurs à ce sujet.

La grande majorité d'entre eux a adopté cette dénomination d'hallucinations psychiques donnée par Baillarger et qui est devenue en quelque sorte comme synonyme de voix intérieure : bien qu'il ait pu sembler à première vue peu rationnel d'accoler ces deux mots : *hallucination*, phénomène sensible. et le qualificatif *psychique*, dans le sens que lui donne Baillarger. C'est une objection qu'avait faite Michea dès 1849.

« Admettre, disait-il, des hallucinations dénuées d'apparence objective, des paroles sans bruit, des images sans forme et sans couleur, c'est embrouiller toutes les formes psychologiques. L'hallucination implique toujours et nécessairement l'apparence d'un objet extérieur, d'un phénomène concret, d'une réalité matérielle », et il proposait, pour désigner ces phénomènes, le nom de « fausses hallucinations ».

D'ailleurs, si les auteurs admettent les hallucinations psychiques, ils sont loin d'être d'accord sur leur nature.

Pour certains, il ne s'agirait que d'interprétations délirantes : Francotte ne voit pas dans ces phénomènes une hallucination : « C'est une erreur de jugement, une interprétation fausse, et si, dit-il, comme les faits tendent à le démontrer, la *vision psychique* existe, ce phénomène n'a rien d'hallucinatoire, il constitue un cas d'interprétation délirante. »

D'autres, au contraire, considèrent les *hallucinations psychiques* comme de véritables hallucinations. Pour les expliquer, ils font intervenir un nouveau facteur : la *fonction du langage*.

Pour Ed. Fournié, c'est une hallucination de la fonction du langage.

M. Séglas fait remarquer très justement que les divergences d'opinion, qui tiennent sans doute à la difficulté que présente l'étude de ces phénomènes, tiennent aussi à la disparité des phénomènes englobés sous le même vocable d'hallucinations psychiques, — l'origine de la confusion existant dans le mémoire même de Baillarger.

Dans un certain nombre de cas, il s'agit d'une hallucination véritable au même titre que les hallucinations psycho-sensorielles, mais en différant par sa nature.

C'est une hallucination psycho-motrice intéressant la fonction du langage dans ses éléments psycho-moteurs.

Parmi les éléments constitutifs du langage intérieur, figurent les représentations mentales des mouvements d'articulation. Chez beaucoup d'individus, elles deviennent prépondérantes aux dépens des représentations visuelles et auditives.

Chez ces « moteurs », il arrive fréquemment qu'une parole intérieure soit articulée à voix plus ou moins haute, mais le caractère de subjectivité du phénomène est reconnu par eux, et l'hallucination ne se produit pas.

Mais si, par une lésion de la volonté ou de l'attention, il cesse de l'être, si le malade ne reconnaît pas le mot ou la phrase qu'il entend comme émanant de lui, l'hallucination verbale motrice est constituée.

Certains malades qui entendent des voix intérieures, « le langage de la pensée », prononcent des paroles à voix si faible qu'eux seuls peuvent les entendre.

Baillarger, qui a rapporté ces faits, s'était rendu un compte exact du phénomène, mais s'est mépris sur sa nature : « Chez ces aliénés, qui, en même temps qu'ils croient entendre parler à l'épigastre, prononcent eux-mêmes des mots la bouche fermée et comme le font les ventriloques, l'hallucination consiste évidemment à entendre des paroles que les malades prononcent très bas, à leur insu et la bouche fermée, et qui semblent, en effet, sortir de la poitrine et de l'épigastre. Les aliénés méconnaissent alors leur propre voix comme on la méconnait dans les rêves. »

Un degré de plus, et la parole n'est plus articulée ni haut ni bas.

Mais les voix intérieures s'accompagnent de mouvements d'articulation inconscients dans les organes de la phonation. On peut parfois surprendre, chez les malades, de légers mouvements des lèvres (Obs. I).

M. Séglas ajoute même que, « dans les cas où ces phénomènes, constituant les hallucinations motrices, ne sont pas apparents, il faut remarquer qu'ils peuvent exister cependant, sans que l'état mental du sujet permette de les constater, ou qu'ils restent peut-être à l'état faible de simples représentations mentales, auditives ou motrices, associées ou non, sans aller jusqu'à l'hallucination vraie ».

Car les phénomènes de cette catégorie d'hallucinations verbales n'ont plus, comme il le fait justement observer, le caractère hallucinatoire des précédents, et il est impossible de les considérer comme des hallucinations véritables, fussent-elles psycho-motrices : la voix intérieure reste intérieure et, ne s'extériorise par aucun de ses éléments constitutifs.

Mais le phénomène ne saurait non plus être confondu avec

une simple représentation mentale, dont il diffère par une intensité incomparablement plus grande, par la spontanéité, par la stabilité.

On se trouve donc bien réellement en présence d'une classe de phénomènes hallucinatoires de nature particulière, intermédiaires entre la représentation mentale et l'hallucination véritable ; et c'est à eux seuls qu'il conviendrait de réserver le qualificatif de psychiques.

Ainsi donc, sous une même dénomination d'hallucinations psychiques, Baillarger avait réuni des phénomènes d'ordre différent, et il y a lieu d'y distinguer :

D'une part, des hallucinations mentales, d'un ordre particulier, où l'élément moteur existe de façon indiscutable : ce sont les hallucinations verbales psycho-motrices de Séglas ;

D'autre part, des phénomènes psychopathiques, participant à bien des caractères des hallucinations véritables, mais qui manquent toutefois de l'un d'entre eux, capital en l'espèce : le caractère d'extériorité, qui est inhérent à l'hallucination véritable, et qui, seul, crée l'apparence d'une réalité objective. C'est à elles seules qu'il convient de réserver le nom d'hallucinations psychiques.

Michea, qui les appelait des fausses hallucinations, fait bien ressortir leur caractère lorsqu'il les considère comme intermédiaires à l'idée et à l'hallucination vraie. « Elle (la fausse hallucination) est plus qu'une idée en tant que son objet revêt une forme vive et arrêtée, qui se rapproche beaucoup de l'apparence d'un élément matériel ; et elle est moins qu'une hallucination vraie, parce que cette forme, si vraie et si arrêtée qu'elle soit, ne va jamais jusqu'à en imposer pour celle d'une perception. »

Cette manière d'envisager et de comprendre les fausses hallucinations identifie ces phénomènes avec ceux que Kandinsky décrit sous le nom de pseudo-hallucinations, et permet de considérer les hallucinations psychiques de Baillarger comme des pseudo-hallucinations verbales.

PSEUDO-HALLUCINATIONS DE KANDINSKY

Baillarger, quoiqu'il ait entrevu toute la question des pseudo-hallucinations lorsqu'il signale les *visions imaginatives*, les *bruits*, les *odeurs* et les *goûts spirituels* observés par les mystiques, s'était uniquement occupé d'une partie de celle-ci : de la pseudo-hallucination de l'ouïe.

Kandinsky a repris l'étude de ces phénomènes et a montré qu'ils peuvent intéresser tous les sens.

Le seul point sur lequel son avis diffère de celui de Baillarger, c'est qu'il reconnaît à ces phénomènes un caractère sensoriel que ce dernier leur dénie, et qui nous semble indispensable à la production du phénomène. D'ailleurs, dans une communication publiée en 1884, et se basant sur ses propres observations cliniques, Kandinsky expose les résultats auxquels il est arrivé, au cours d'une série d'études sur la théorie des hallucinations sensorielles, et ayant pour objet les pseudo-hallucinations.

Selon lui, on prend très souvent pour des hallucinations des phénomènes subjectifs qui n'y ressemblent nullement. Une hallucination, étant avant tout une perception sensorielle subjective, ne comprend qu'un élément concret ; les hallucinations abstraites (admises, par exemple, par Kahlbaum) n'existent pas. Mais il s'en faut de beaucoup que chaque perception sensorielle subjective soit une hallucination.

Il faut distinguer trois sortes de perceptions subjectives sensorielles :

1° Des représentations mentales ou de simples images issues du souvenir ou de l'imagination ;

2° Des pseudo-hallucinations proprement dites ;

3° Des hallucinations véritables.

Dans ces trois genres de perceptions subjectives, les images sensorielles se projettent de la même façon au dehors et se relient de la même façon à des idées accessoires motrices. Mais on ne peut donner à une perception sensorielle le nom d'hallucination véritable qu'autant qu'elle apparait avec ce caractère de réalité objective qui, dans les conditions ordinaires, n'appartient qu'aux perceptions des impressions extérieures réelles. Il n'y a pas de degré d'objectivité des images véritablement hallucinatoires. Ou le malade a une hallucination, ou il n'en a pas, et, dans ce cas, il peut avoir une pseudo-hallucination.

Quant aux pseudo-hallucinations, aucun auteur, avant Kandinsky, ne les a décrites dans le sens où lui-même les comprend. Les phantasmes de Louis Meyer ne sont que des hallucinations réelles. Quant aux faits que Hagen a décrits sous le nom de pseudo-hallucinations, ils n'ont rien de commun avec les hallucinations sensorielles, encore moins avec les pseudo-hallucinations de Kandinsky. et se rapportent, en majeure partie, à des hallucinations du souvenir.

Les hallucinations psychiques de Baillarger sont des pseudo-hallucinations au sens de Kandinsky, mais cet auteur n'a connu que les pseudo-hallucinations de l'ouïe, et, de plus, a eu le tort de nier le caractère sensoriel de ces perceptions subjectives.

Les pseudo-hallucinations peuvent intéresser tous les sens.

Ce sont des perceptions subjectives très vives, possédant tous les caractères propres aux hallucinations véritables : intensité très grande, — spontanéité, — incoercibilité, — grande précision sensorielle, — détail, — perfection, — stabilité du tableau.

Toutefois, un caractère leur manque, et il est capital en l'espèce : elles ne créent pas l'*apparence d'une réalité objective* ; elles manquent de ce caractère d'extériorité que Baillarger regardait, à juste titre, comme inhérent à l'hallucination sensorielle.

HALLUCINATIONS DES OBSÉDÉS. — PSEUDO-HALLUCINATIONS

Tels sont les phénomènes qui, selon nous, constituent les hallucinations des obsédés.

Mais pour les bien comprendre dans leurs moindres détails, et pour en bien saisir tous les caractères, il est indispensable de montrer brièvement le terrain sur lequel ils vont se développer et les grandes lignes de la maladie qui les cause.

Le mot *obsession* est le terme le plus généralement employé par la plupart des aliénistes, après Luys et Falret, pour désigner l'ensemble des troubles psychiques que présente toute cette catégorie de malades porteurs d'une lourde hérédité nerveuse, dont l'équilibre mental est mal établi et menace à tout instant de se rompre, de ces dégénérés, pour employer l'expression de Morel, que l'on désigne le plus souvent sous le nom d'obsédés ou de scrupuleux, et que l'on a rangés tour à tour parmi les névropathes et parmi les aliénés.

M. Janet a réuni sous le terme plus général de psychasthénie l'ensemble des phénomènes morbides que présentent ces malades. Cette appellation a le mérite de n'être pas empruntée à un symptôme particulier et de rappeler l'affaiblissement de toutes les fonctions psychologiques de ces malades qui est comme la caractéristique de l'affection.

La synonymie est riche pour désigner les obsessions : c'est le délire émotif de Morel, la folie du doute de Falret, le vertige mental de Lasègue, les impulsions intellectuelles de

Ball, les syndromes épisodiques ou stigmates psychiques de Magnan.

Les auteurs étrangers leur donnent les noms de *morbid fears*, « peurs morbides » (Beard) ; de *Zwangvsorstellungen*, « idées qui s'imposent » (Krafft-Ebing et Westphall) ; Paranoia rudimentaire (Arndt-Morselli) ; *idee fisse* (Buccola), et *idee incoercibile* (Tamburini).

L'obsession, ou idée obsédante, est le phénomène le plus important de la maladie confirmée, mais il ne faudrait pas la confondre avec ces stigmates de dégénérescence que l'on observe seuls au début, souvent très insidieux, de l'affection et qui sont comme la forme rudimentaire de l'obsession.

Le plus souvent le début de l'affection est marqué par des troubles et des préoccupations hypocondriaques : céphalée, palpitations, troubles du sommeil et des fonctions digestives et génitales. Les malades deviennent abouliques, apathiques ; rien ne les intéresse : la mémoire est lente et paresseuse.

Leur émotivité extrême a été mise en lumière par Morel, qui désignait cette affection sous le nom de délire émotif. Leur système nerveux est dans un état particulier qui les fait réagir de façon absolument disproportionnée à des causes qui n'agiraient que très faiblement sur un organisme normal.

De là cette instabilité et cette irritabilité morales qui déterminent chez eux ces impulsions violentes qui ne sont heureusement jamais irrésistibles.

Les manies, les craintes, les phobies, les scrupules se montrent sous les formes les plus diverses.

Mais chez ces malades la perception est troublée : ils reconnaissent mal les objets extérieurs, les autres et eux-mêmes. Les choses leur semblent singulières, et ils restent dans l'incertitude à leur sujet.

Ils sont dans l'impossibilité de fixer leur attention, ils ne peuvent appliquer leur esprit sur leurs idées plusieurs instants de suite, et la fugacité de la certitude détermine chez eux un état d'hésitation et de doute perpétuels qui est comme la caractéristique de leur affection.

L'intelligence, au sens le plus large du mot, est conservée et ces malades ont conscience de leur état, mais la volonté est profondément lésée et comme force impulsive et comme puissance d'arrêt : d'où, d'une part, l'hésitation, l'irrésolution perpétuelles; et, d'autre part, les impulsions et les obsessions, car les idées obsédantes vont naître pour ainsi dire d'elles-mêmes et se développer dans ce terrain aussi favorable que bien préparé. « Ces idées se distinguent des autres phénomènes psychologiques par leur caractère abstrait et général ; ce ne sont pas des sentiments ou des opérations uniquement en rapport avec un état présent ou particulier du sujet, ce sont des conceptions qui s'appliquent d'une manière générale à toute une période de la vie ou à la vie entière » (Janet).

Ces idées s'imposent au malade, elles se reproduisent dans son esprit d'une façon continuelle et pénible, et ni leur importance ni leur utilité pratique ne justifient aucunement cette permanence.

Très multiples peuvent être les pensées qui remplissent les obsessions; mais, quelles que soient les classifications qu'en aient tenté de faire les auteurs, on retrouve toujours en elles des caractères qui leur sont propres et qui les distinguent des autres idées. Elles sont toujours relatives à la volonté ou à la personne du malade ; elles portent uniquement sur ses actes, et en particulier sur des actions mauvaises, et parmi celles-ci sur les pires, les plus sacrilèges, les plus criminelles, les plus odieuses qu'il soit permis de concevoir. Ces caractères des obsessions amènent à penser que, contrairement aux idées fixes des hystériques dont le contenu est déterminé par les circonstances extérieures, les idées obsédantes des psychasthéniques sont créées par le sujet lui-même et sont l'expression du trouble profond qui existe dans son fonctionnement cérébral.

Une fois qu'elle est apparue sous une forme déterminée,

l'idée obsédante peut être réveillée par certaines impressions qui s'y rapportent (lectures, conversations, souvenirs) et qui peuvent être la cause d'une crise paroxystique avec angoisse physique très pénible au malade, ou, au contraire, être calmée par le traitement, le travail, une occupation distrayante. Mais le malade reste toujours, comme nous l'avons déjà dit, conscient de son état : il est tourmenté de l'idée qui s'impose à lui sans que son opportunité soit dictée par les circonstances ; il la juge jusqu'à un certain point absurde; il la repousse, il la discute. Mais l'idée est d'une extrême fixité et le moindre objet devient une cause évocatrice.

Nous avons parlé précédemment des impulsions de ces malades, c'est-à-dire de la tendance à passer de l'idée à l'acte. Chacune des obsessions peut être le point de départ de ces impulsions, mais il faut remarquer que, si irrésistibles qu'elles semblent être, elles n'aboutissent que très exceptionnellement aux actes extrêmes auxquels elles semblent tendre.

Les psychasthéniques ont comme la vanité de se croire poussés au crime.

Ils résistent, disent-ils, avec beaucoup de peine à l'impulsion, mais on voit réussir pour les en empêcher des moyens absolument insignifiants; ou, si vraiment ils exécutent quelque chose, ils accomplissent un acte ayant quelque rapport avec leur idée obsédante, mais sans danger : telle cette femme qui, ne pouvant résister davantage à l'impulsion qu'elle a de s'empoisonner, y cède en prenant une cuillerée à café d'huile de ricin.

« Mais, à côté du développement des éléments moteurs et de la tendance à l'action, il faut placer, dit M. Janet, le développement des éléments représentatifs et la tendance à l'hallucination. »

Et si nous avons rapporté ici les traits principaux des phénomènes morbides que présentent les obsédés, si, en particulier, nous avons rappelé le développement et les caractères des obsessions, c'est afin de bien montrer comment l'on doit comprendre les phénomènes hallucinatoires que présentent ces malades et pourquoi ces phénomènes participent des caractères des obsessions; car si l'existence de ces phénomènes est prouvée par les faits d'indiscutable façon, eux-mêmes n'ont pas toujours été compris et interprétés comme il nous semble qu'ils doivent l'être.

M. Gilbert Ballet, dans un mémoire publié en 1888 sur l'état mental des dégénérés, fait remarquer que si l'on a indiqué les hallucinations comme un élément possible du délire des dégénérés, on ne les a pas encore classées parmi les stigmates psychiques de la dégénérescence. Selon lui, les hallucinations auditives doivent prendre place parmi les syndromes épisodiques que l'on a très justement appelés « troubles psychopathiques avec lucidité d'esprit ». Elles sont *obsédantes* et *conscientes*. Le malade subit le joug de ses fausses perceptions sans pouvoir s'y soustraire, mais sans s'illusionner sur la nature du phénomène : il n'a jamais cru à la réalité des voix; il est obsédé, il n'est pas délirant.

C'est de cette façon, nous semble-t-il, qu'il faut comprendre les phénomènes hallucinatoires des psychasthéniques, mais dès maintenant il appert que nous ne sommes pas en présence d'hallucinations véritables : le malade dont parle M. G. Ballet n'a pas cru à la réalité des voix; mais cette absence de réalité du phénomène n'est-elle point justement le caractère distinctif que Kandinsky nous a montré comme séparant les hallucinations véritables de ses pseudo-hallucinations? Nous allons voir, par l'examen plus complet des faits, que c'est bien de pseudo-hallucinations qu'il s'agit ici.

Les malades, quand on les interroge, vous disent bien qu'ils ont des hallucinations : c'est souvent même cela qui les décide à aller trouver leur médecin, et, à première vue, on est tenté de se laisser aller à partager leur conviction.

Z... (Obs. II) voit se dresser devant lui un mur et, lorsqu'il marche, voit devant lui des arbres ou des chaînes.

R... (Obs. III) se voit tomber ensanglanté par la fenêtre;

il voit une scène homicide dans laquelle il est en train d'étrangler sa femme.

B... (Obs. IV) voit dans le ciel des croix et des visages de saints et entend leurs voix.

M... (Obs. V) entend des voix qui le poussent à se jeter à la Seine ou sous les roues des voitures.

P... (Obs. VI) est poursuivi par instants par une odeur désagréable.

N... (Obs. VII) entend prononcer des paroles obscènes tandis qu'elle a des sensations tactiles d'un ordre particulier.

Un malade de M. Janet, lorsqu'il n'est pas tourné vers l'endroit où se trouve la dame de ses pensées, ressent dans le dos des chatouillements, des frissons, des fluides qui rendent sa situation insupportable.

Enfin V... (Obs. VIII), qui est atteinte de l'obsession curieuse d'être une enfant, se figure être transformée en petite fille.

On le voit, tous les sens peuvent être le siège de ces phénomènes hallucinatoires : vue, ouïe, sens tactile; l'odorat lui-même peut être en cause. V... nous fournit même un curieux cas de pseudo-hallucination cœnesthésique avec métamorphose de la personnalité.

Et contrairement à ce que croyait Baillarger, qui rapportait uniquement les hallucinations psychiques au sens de l'ouïe, c'est peut-être le sens de la vue qui fournit les plus fréquentes observations.

Mais si les phénomènes hallucinatoires des psychasthéniques peuvent en imposer à première vue pour des hallucinations véritables, cette affirmation ne résiste pas à une observation plus précise, et les malades se chargent eux-mêmes de vous détromper lorsqu'on les contraint à s'examiner un peu.

Z... (Obs. II) se voit, lorsqu'il marche, environné de quatre arbres, deux devant lui et deux derrière; — mais, lorsqu'on lui demande comment il peut voir ces derniers : « Je ne les vois pas, dit-il, mais je sais qu'ils y sont. »

P... (Observation VI), qui se plaint d'être poursuivi par une mauvaise odeur, ajoute : « *Elle vient de moi* et je crois alors que je sens mauvais », et il se rend très bien compte que cela est un effet de son imagination.

R... (Obs. III) se voit tomber ensanglanté par la fenêtre, mais, dit-il, *c'est en imagination que je voyais cela et non en réalité.*

B... (Obs. IV), qui prétend voir dans le ciel des croix et des visages de saints, n'a rien vu et rien entendu; elle s'interroge sur ces prétendues images : tantôt elle croit se souvenir qu'elle les a vues et l'affirme, elle cherche à vérifier sur les nuages et se rassure ensuite en disant qu'elle n'a rien vu; d'ailleurs elle ne les a jamais vues, elle a trop peur de les voir pour les regarder. Ce doute perpétuel tient surtout à ce que l'image manque de netteté : elle reste vague, imprécise, implicite, pour se servir de l'expression de certains obsédés; elle ne se développe jamais complètement et il est impossible aux malades de préciser aux objets ou aux personnes qu'ils ont vus une place dans l'espace. C'est qu'ils manquent, comme l'a si justement fait remarquer M. Séglas, de ce caractère d'extériorité inhérent aux perceptions véritables et aux véritables hallucinations.

R... voit une scène dans laquelle il est en train d'étrangler sa femme, mais, dit-il, jamais *cette vision ne s'extériorise* et jamais il n'a même senti commencer un mouvement dans ce sens.

H... (Obs. IX), qui aperçoit le bon Dieu, ne lui aurait pas tendu la main ; « car, dit-elle, *je savais que ce n'était pas un objet extérieur : ce sont mes idées* ».

Et ce manque d'extériorité des phénomènes hallucinatoires est si remarquable que les malades localisent parfois en eux-mêmes ces fausses perceptions, l'un dans son cerveau, un autre dans « *une saillie de l'os du front* ».

Toutefois il est des malades chez qui ce sentiment d'extériorité ne fait pas absolument défaut, puisqu'ils nous disent qu'*ils voient devant eux, en dehors d'eux.*

C'est dans le ciel, sur les nuages, que B...(Obs. IV) voit des croix.

C'est devant lui que Z... (Obs. II) voit le mur; c'est derrière et devant lui que sont les arbres qui l'entourent.

Il est vrai que, lorsqu'on les interroge, qu'on les force à réfléchir, ils hésitent à considérer l'image comme extérieure : ce qui les fait ainsi changer d'avis, c'est qu'ils sont eux-mêmes étonnés qu'une image puisse être extérieure lorsqu'elle manque du caractère essentiel des choses extérieures, du *caractère de réalité.*

Tel le mur que Z... (Obs. II) voit devant lui et qui ne l'empêche pas d'avancer.

Mais il est un autre caractère que présentent ces phénomènes hallucinatoires, sur lequel les auteurs n'ont peut-être pas suffisamment insisté, sur lequel M. Janet a le mérite d'avoir attiré l'attention et qui, sans doute, contribue à augmenter encore ce manque de netteté, de précision, de réalité et d'extériorité que nous venons de signaler. Nous voulons parler du caractère symbolique des pseudo-hallucinations.

Ce n'est d'ailleurs pas un caractère particulier à ces phénomènes. Les obsédés ont la manie du symbole, c'est pour eux un besoin de traduire en représentations sensibles leurs sentiments et leurs idées; ce besoin se constate dans leur langage où l'on est frappé de l'abus qu'ils font des métaphores pour exprimer leur état : « *Je suis un pauvre petit oiseau sans plumes, — je suis comme un sac couché par terre et l'humanité danse dessus.* »

Cette tendance se retrouve dans les actes des malades. Radenbach cite le cas d'une sœur qui époussette constamment sa cornette, pour faire tomber les poussières, *symboles des petits péchés.* Il n'y a rien d'étonnant à ce que le symbole se retrouve dans les images que se représentent les scrupuleux.

Z... (Obs. II.) se voit, lorsqu'il marche, entouré de quatre arbres, deux par devant, deux par derrière, et ce sont les arbres de la cour du lycée, — de même le mur qu'il voit s'élever devant lui est celui de la cour du lycée. Mais ces arbres et ce mur ne le gênent pas pour avancer : « Ce qui me tourmente le plus, dit-il, ce ne sont pas les images, ce sont les pensées qu'elles représentent, l'idée de captivité, de dépendance, qui me vient sans cesse à l'esprit, tandis que ce que j'aime par-dessus tout, c'est la liberté. »

Ce qui tourmente B..., ce qui l'effraie, ce ne sont pas les croix dans le ciel, mais la signification qu'elles ont : « Si je vois de telles figures, c'est que je dois entrer au couvent, c'est que mes vœux d'entrer au couvent sont valables. »

Ce caractère symbolique se retrouve dans la plupart des observations, sous cette forme très nette ou sous une forme détournée.

Pourquoi s'étonner alors du peu de précision et de netteté des images, puisque les malades n'attachent à ces images qu'un intérêt très secondaire? Ce qui les frappe, c'est que, pour eux, l'image a un sens, une signification; ce qui les intéresse, c'est l'idée de pacte, de présage, de symbole qu'ils donnent à l'image, et qui, pour eux, est plus importante que l'image elle-même.

En somme, de toutes ces données, il ressort que les phénomènes hallucinatoires des psychasthéniques présentent un certain nombre de caractères qui permettent de les séparer nettement des hallucinations véritables, et de les considérer comme des pseudo-hallucinations, au sens de Kandinsky.

Ce sont des perceptions subjectives vives, possédant les caractères des hallucinations véritables, puisqu'elles en imposent aux malades, qui, à première vue, les considèrent comme telles.

Mais elles ne créent pas l'apparence d'une réalité objective, comme les hallucinations véritables, par cela même qu'elles restent vagues, incomplètes, « implicites », qu'elles manquent d'extériorité et qu'elles sont symboliques.

Mais ce qui frappe encore, c'est que ces pseudo-hallucinations empruntent les caractères mêmes des obsessions : elles sont toujours comme le reflet de la préoccupation du malade, comme l'objectivation de son idée obsédante ; leur immuabilité, leur stabilité est remarquable.

C'est toujours la même image ou un petit nombre d'images, toujours les mêmes, reflétant la même idée, qui se présentent à la vue du malade : elles ne se transforment pas, les images ne succèdent pas à d'autres images, mais aussi *elles diffèrent avec chaque malade*, et c'est là un signe important qui les sépare encore des hallucinations véritables, qui varient, non suivant l'individu chez lequel elles se développent, mais suivant la cause qui les engendre (alcool, idées fixes des hystériques, intoxications diverses).

C'est que ces pseudo-hallucinations sont comme l'objectivation de l'idée obsédante, et l'on peut, croyons-nous, les considérer comme le développement des éléments représentatifs de l'obsession, comme les impulsions n'en sont que le développement des éléments moteurs.

Dans l'observation si intéressante de M. Gilbert Ballet (Obs. V), on peut voir les deux phénomènes, hallucination et impulsion, se développer parallèlement. Mais, de même que, hanté par l'obsession du suicide, M... montre une certaine tendance à passer à l'acte, sans toutefois y arriver, de même il ne croit pas à la réalité de ses voix qu'il entend au même moment. Lorsque les voix lui disent : « Lève-toi, lève-toi et jette-toi par la fenêtre », il se lève bien, mais il se contente de sortir dans la rue. A chaque voiture de maraîcher qu'il rencontre, il entend : « Fais-toi écraser », et il traverse l'encombrement des voitures en rasant la tête des chevaux et les roues, mais en les évitant. De même, lorsqu'au pont Henri-IV il entend : « Il va se jeter à la Seine », il s'approche le plus près possible du fleuve, tout en répondant : « Vous voyez bien que vous ne me ferez pas jeter à l'eau », et, pendant tout le temps, il reste conscient de son état et se rend compte de tout ce qu'il a dit ou fait.

Ce lien tout intime de la pseudo-hallucination et de l'obsession permet d'en comprendre la pathogénie : elle est celle de l'idée obsédante elle-même, et il faut la chercher dans l'abaissement mental des malades, dans la *diminution de leur tension psychologique.*

Chez ces individus, qui ont à porter le poids d'une lourde hérédité, le fonctionnement de toutes les facultés mentales se fait mal ; aucun phénomène ne va à son terme. Leur émotivité les fait réagir de façon disproportionnée aux excitations extérieures ; l'état d'aboulie où ils sont les empêche d'y résister ; l'action est diminuée.

La vision du réel est troublée, et, dans l'incertitude où ils sont de la réalité des choses extérieures, il en viennent à préférer le vague, le mystérieux, l'irréel : de là, la manie interrogative ; de là, la manie du symbole.

Mais la conservation de la conscience leur permet d'avoir le sentiment de leur incomplétude. L'insuffisance de leur volonté leur inspire des idées de honte, de crime, et développe en eux des idées de liberté, en opposition avec leur propre automatisme.

Du doute perpétuel où ils se trouvent, naissent les idées exprimant la critique de leurs actes et de leurs croyances. Quant au caractère obsédant de ces idées, c'est-à-dire celui de se prolonger extrêmement longtemps dans l'esprit du malade, d'y reparaître perpétuellement et à tout propos, il est la conséquence de l'état mental même du malade: les idées sont l'expression de l'insuffisance mentale des malades. Quoi d'étonnant que la même idée persiste aussi longtemps que cette insuffisance elle-même qu'elle exprime ?

L'impulsion est encore créée par l'inquiétude et le doute perpétuel où ils se trouvent ; on dirait qu'ils cherchent, par un commencement d'action, à vérifier si réellement leur obsession est bien là, et si réellement ils sont poussés à lui obéir.

Le même besoin de vérification, la même soif de preuve

donne naissance au phénomène hallucinatoire ; c'est une façon que le malade a de se rappeler la présence constante de l'idée qui l'obsède, et que pourtant il recherche.

Mais, de même que l'impulsion n'aboutit pas à l'acte, la représentation n'aboutit pas à l'hallucination véritable ; ces deux phénomènes restent incomplets, participant du caractère essentiel de cette maladie *qui supprime le dernier terme des opérations psychologiques*, et rend impossible *tout ce qui dépend de la fonction du réel.*

Quant à la cause anatomique des obsessions, et en particulier des pseudo-hallucinations, elle est impossible à préciser dans l'état actuel de la science, et le champ est ouvert à toutes les hypothèses. Et l'on peut supposer qu'il ne s'agit peut-être que d'un trouble dynamique, un abaissement de tension de l'influx nerveux, qui ne permet pas au cerveau de fonctionner normalement.

ÉVOLUTION DES PSEUDO-HALLUCINATIONS

« J'ai, dit Baillarger, observé quelques malades qui avaient éprouvé deux phénomènes distincts : ils avaient eu, au début de la folie, pendant la période aiguë, des hallucinations psycho-sensorielles, et, plus tard, leurs fausses perceptions étaient devenues purement psychiques. Ils avaient eu autrefois des voix semblables aux voix ordinaires, mais depuis elles ont cessé, et ils n'entendent plus que la pensée sans bruit. »

Il a eu plus rarement l'occasion de rencontrer des malades ayant présenté, d'abord, des hallucinations psychiques, et, plus tard, de fausses perceptions sensorielles.

Pour Griesinger, quelquefois les hallucinations pâles sont une phase du développement des vraies hallucinations ; « Des malades intelligents nous disent souvent qu'au commencement c'est quelque chose d'idéal comme un esprit qui parle en eux-mêmes — ce n'est que plus tard qu'ils entendent réellement parler. »

Lugano, dans son travail sur les pseudo-hallucinations, dit que sans vouloir nier que dans des cas spéciaux il peut se présenter cette succession de phénomènes (hallucinations véritables succédant à des pseudo-hallucinations), il croit plus fréquent le cas de malades chroniques qui, au commencement de leur maladie, ont présenté le plus grand nombre d'hallucinations véritables et qui, ultérieurement, lorsque la maladie a pris un cours tranquille et plus uniforme, ont des hallucinations du caractère purement représentatif des hallucinations psychiques.

Ces divergences d'opinion tiennent à ce qu'il ne s'agit que d'une succession de phénomènes d'ordre différent ne pouvant avoir entre eux aucun rapport de successivité déterminé et variant suivant les malades et les maladies où ils ont été observés.

Il n'existe pas entre les pseudo-hallucinations et les hallucinations véritables d'échelle de transition, pas plus qu'il n'en existe entre les représentations mentales et les pseudo-hallucinations; il s'agit de phénomènes ayant quelques caractères secondaires communs mais différant par l'un d'entre eux, capital en l'espèce, ce caractère de réalité objective qui est commun aux perceptions des impressions extérieures réelles et aux hallucinations véritables mais manque aux pseudo-hallucinations, et « jamais, en aucun cas, une représentation mentale ou une pseudo-hallucination ne saurait produire une hallucination par la seule voie d'une recrudescence de tension ou d'intensité de l'idée » (Kandinsky).

D'ailleurs, dans le cas particulier qui nous occupe des pseudo-hallucinations des scrupuleux, ces phénomènes sont intimement liés à l'évolution même des obsessions.

Il est certain que dans bien des cas, surtout lorsque les malades sont atteints à l'âge de la puberté, on voit un grand nombre d'entre eux guérir complètement ou tout au moins s'améliorer vers la fin de la jeunesse, comme si l'évolution progressive de l'organisme les débarrassait de cette faiblesse d'où était née la maladie. Dans les cas de guérison absolue, les pseudo-hallucinations disparaissent au même titre et en même temps que les autres phénomènes morbides. Dans les cas d'amélioration, de guérison relative, quand les idées fixes diminuent les malades repassent en sens inverse par la série de phénomènes qui ont marqué le développement de leur maladie ; les obsessions proprement dites disparaissent et avec elles ces phénomènes hallucinatoires qui sont si intimement liés à elles qu'elles en sont comme une forme extériorisée; les tics, les manies, les phobies subsistent quelque temps encore et, si elles disparaissent elles aussi dans les cas heureux, l'aboulie reste comme dernier vestige de la maladie jusqu'au jour où une rechute, toujours à redouter, vient remettre toutes choses en état. Mais ces cas heureux ne sont que trop rares. Et contrairement à une opinion assez généralement répandue que jamais l'obsession ne se transforme en délire, proposition qui a été attaquée par MM. Charpentier, Pitres et Régis, Lalanne, Séglas et Janet, la maladie évolue et peut déterminer à sa suite l'apparition d'un délire véritable. Mais alors, qu'il s'agisse de délire mélancolique, de confusion mentale, de délires systématisés ou de toute autre forme de folie, la maladie ne change pas seulement d'épithète, elle change de forme. Les psychasthéniques sont devenus des aliénés : mais de ce jour les pseudo-hallucinations, symptômes de la maladie du scrupule, ont cessé, et s'il se présente de véritables hallucinations on ne doit les considérer que comme des phénomènes liés à l'évolution de la maladie nouvelle et en aucune façon comme la transformation des pseudo-hallucinations. Toutefois, une réserve s'impose en ce qui concerne les délires systématisés et en particulier le délire de persécution. Les analogies que présente ce délire avec les obsessions ont attiré l'attention de certains auteurs qui, comme Arndt et Morselli, ont donné à l'obsession le nom de paranoia rudimentaire. Il est d'ailleurs des cas où l'on peut assister à cette évolution de l'obsession et à son passage à l'idée fixe et au délire systématisé par des transitions insensibles (Obs. X).

Toutefois la transformation n'est pas toujours aussi nette, mais les faits caractéristiques amènent à se demander si à l'origine d'un délire de persécution on n'est pas en droit de toujours rechercher l'obsession qui aurait passé inaperçue. Si cette supposition se vérifiait et était applicable à tous les cas, elle jetterait un jour nouveau sur les phénomènes hallucinatoires particuliers au délire de persécution, les hallucinations de l'ouïe qui ne seraient peut-être pas si différentes qu'on semble le croire des pseudo-hallucinations des obsédés et qui n'en seraient peut-être que la transformation.

Une observation, due à l'obligeance de M. Janet, a le double mérite de bien montrer la transformation du délire de scrupule en délire de persécution et de faire comprendre l'évolution des phénomènes hallucinatoires qui accompagnent ces maladies.

Il s'agit d'une femme de quarante-trois ans, de famille névropathique où un cousin est mort fou ; elle a toujours été timide, sans volonté, inquiète, scrupuleuse à l'excès. Des phobies et des scrupules ont rempli sa jeunesse : peur d'avoir volé une épingle, peur d'avoir oublié un péché en confession, d'avoir triché au jeu. A l'âge de vingt-trois ans, elle a reçu un sac de bonbons qui aurait été volé : elle a craint de révéler ce vol, cela la tourmenta et détermina une obsession scrupuleuse qui arriva même à l'agitation.

Actuellement elle présente un délire de persécution qui semble singulier : elle est continuellement tourmentée par les accusations qu'elle entend porter contre elle. Comme elle prétend avoir l'oreille très fine, elle entend constamment les gens qui parlent d'elle sur l'escalier, par les portes entre-bâillées, au travers même des murs, elle entend des voix faibles, mais distinctes, d'un timbre reconnaissable : ces voix lui reprochent quelque chose. Jusqu'à présent c'est un délire de persécution ordinaire.

Mais il est curieux de voir ce que les voix reprochent constamment à la pauvre femme. Car il ne s'agit pas d'injures quelconques, il s'agit d'un reproche déterminé, toujours le même.

On l'accuse en un mot de bavardage, d'indiscrétion, de cancanages ; on lui reproche de raconter partout et à tout le monde tout ce qu'elle entend. « Il ne faut pas parler devant elle : elle entend tout,... elle a l'oreille fine, elle va tout répéter,... elle va parler mal de nous, faites attention de ne rien dire, elle est là et elle va tout répéter à tout le monde,... attention, elle écoute aux portes,... *elle répète tout ce qu'elle pense*; ce n'est pas une femme à garder dans une maison; elle répète partout ce qu'elle entend,.., elle dit du mal de tout le monde. » Telles sont quelques-unes des phrases qu'elle entend continuellement.

Il y a là quelque chose d'assez bizarre, *les voix qui la tourmentent par leur bavardage lui reprochent précisément de tourmenter elle-même les autres par des bavardages.*

Il en résulte une complication singulière du délire de persécution : elle a en effet peur de parler comme on le lui reproche; elle se surveille, elle serre les dents, se mord la langue, elle essaye même de se bâillonner, mais rien n'y fait : les paroles doivent s'échapper tout de même, quoiqu'elle ne les sente pas partir, puisqu'on lui reproche tout le temps d'avoir encore parlé avec indiscrétion. — Elle fait des efforts pour se surveiller, pour s'empêcher de parler comme les malades tourmentés par des scrupules et qui ont peur de livrer un secret. Tel ce prêtre scrupuleux qui avait peur de livrer le secret de la confession et qui en arrivait à des spasmes des mâchoires serrées l'une contre l'autre.

Cette comparaison de notre malade avec un scrupuleux obsédé par la crainte de parler n'est pas sans intérêt, car en réalité le délire de cette femme n'est au fond qu'une *obsession de scrupule* se présentant sous une forme un peu particulière.

Supposons qu'au lieu d'entendre des voix qui lui font ce reproche, elle se fasse le reproche elle-même et ce sera là un scrupule très banal : la crainte de parler à tort et à travers, la crainte de livrer les secrets d'autrui, la peur de laisser des paroles fâcheuses échapper par la bouche ou par le nez comme elle le prétend ; c'est un scrupule objectivé, exprimé par la voix d'autrui au lieu d'être exprimé par la conscience de la malade.

Nous pourrions rapprocher de cette malade une autre femme qui semble presque identique. Celle-ci entend encore les voix lui faire un reproche : cette fois on lui reproche sa curiosité, on l'accuse de tourner les yeux de côté, de jeter un coup d'œil dans les boutiques pour chercher à voir quelque chose et même à voler quelque chose. Il s'agit cette fois d'un autre scrupule bien voisin du précédent : la crainte de regarder avec indiscrétion, la crainte plus banale de voler, mais ici encore le scrupule est *objectivé*, il est exprimé par des voix extérieures.

D'ailleurs cette objectivation n'est pas une chose bien étrange dans la maladie des obsessions : cette tendance à rattacher à autrui les pensées intimes, à croire que les idées, les désirs viennent de l'extérieur n'est pas un fait nouveau dans la psychasthénie.

Parmi les divers sentiments qui tourmentent ces malades, il en est qui se montrent fréquemment : le sentiment d'automatisme, le sentiment de domination.

Ils sentent que leurs actes ne sont plus personnels, ni libres, ils se figurent que ces actes, auxquels ils pensent, vont s'accomplir tout seuls, leur échapper ; ils imaginent des influences étrangères. Dieu ou le Diable les domine et les inspire. Quand ce même sentiment s'applique à leurs idées, ils sentent qu'on leur souffle les idées, qu'on les inspire, qu'on les force à penser à telle ou telle chose. Un degré de plus et leur idée leur semble venue de l'extérieur, tout à fait comme la pensée des autres hommes communiquée par le langage.

Le scrupule obsédant se présentant à l'esprit avec un sentiment d'automatisme, le malade sent bien qu'il ne se fait pas ce reproche volontairement : ce reproche lui est donc inspiré, imposé ; il lui est donc fait par les autres, et il en arrive à le transformer en une hallucination de l'ouïe.

Mais s'agit-il bien ici d'une hallucination véritable, et n'est-on pas, plutôt, en présence d'un phénomène hallucinatoire analogue aux pseudo-hallucinations que nous avons montrées chez les obsédés ?

Ne sont-ils pas, l'un et l'autre, le reflet de la pensée intime du malade, l'objectivation de son scrupule ou de son idée fixe ?

A mesure que, par suite des progrès de la maladie, le malade perd, vis-à-vis de son obsession, tout pouvoir de contrôle et de critique, il cesse de douter et de discuter l'obsession, il l'accepte, il y croit, mais il cesse aussi de discuter la voix qui lui semble extérioriser son idée (pseudo-hallucination de l'obsédé) ; il ne peut plus reconnaître son idée pour sienne et il lui attribue une cause extérieure (hallucination du persécuté). Il semble bien qu'il n'y ait, entre ces deux phénomènes, qu'une différence de degré déterminée par l'évolution plus ou moins avancée de la maladie.

Kandinsky avait vu l'analogie qui existe entre les pseudo-hallucinations et les hallucinations des persécutés, et avait résumé son opinion dans cette formule peu claire : « Les hallucinations de l'ouïe (délire de persécution) sont des pseudo-hallucinations qui, sous l'influence d'une irritation (mais sans *centrifugalité*, aber ohne centrifugalität), se transforment en hallucinations réelles dans le sens subcortical de l'ouïe. »

OBSERVATIONS

OBSERVATION I (Baillarger). — *Voix intérieures.* — *Hallucination psychique. Hallucination psycho-motrice.*

Il s'agit d'une femme âgée de quarante-cinq ans environ qui a été horriblement défigurée à la suite d'une gangrène qui lui a fait perdre toute la lèvre supérieure. Elle a vainement cherché dans les secours de la chirurgie les moyens de remédier à sa difformité. Le chagrin qu'elle a éprouvé de cet accident paraît avoir beaucoup contribué au dérangement de son esprit. Elle a d'ailleurs une telle crainte qu'on ne s'aperçoive de l'absence de sa lèvre, qu'elle tient constamment un mouchoir sur sa bouche, et elle apporte à cela une telle attention, que les personnes qui l'entourent depuis plus d'un an ignoreraient complètement son malheur si elles ne l'avaient connu à l'avance.

Le délire est principalement caractérisé par des hallucinations de l'*ouïe* ; la malade croit avoir autour d'elle, derrière son cou, dans sa gorge, dans sa poitrine, des personnes qui ne cessent de lui parler. Souvent, si l'on se tient près de son lit, et qu'on ne fixe plus son attention, on entend bientôt un bruit très faible qui se fait dans sa gorge et dans sa poitrine ; si l'on s'approche plus près, et si l'on écoute, on distingue des mots, des phrases même : or ces mots, ces phrases, l'hallucinée prétend que ce sont ses interlocuteurs invisibles qui les prononcent, et c'est en réalité ce qu'elle entend. Pendant qu'elle parle ainsi intérieurement, la bouche est fermée, de sorte qu'il y a bien réellement ici un commencement de ventriloquie. On peut d'ailleurs mieux s'assurer de ce phénomène en priant cette femme d'adresser une question à ses interlocuteurs invisibles. On entend alors la réponse qui se fait dans sa gorge et sans qu'elle ait conscience que c'est elle qui l'a faite.

Il ne saurait dans tous les cas analogues y avoir de doute : l'hallucination consiste évidemment à entendre des paroles que les malades prononcent très bas, à leur insu et la bouche fermée et qui semblent, en effet, sortir de la poitrine et de l'épigastre.

OBSERVATION II (P. Janet, *Les obsessions et la psychasthénie*). — *Pseudo-hallucinations symboliques. — Obsession de la liberté, sentiment d'incomplétude.*

Z..., âgé de vingt-deux ans, entre en nous disant qu'il est tourmenté par des hallucinations visuelles, et ce mot détermine tout de suite notre intérêt. Nous lui demandons de vouloir bien nous expliquer quels sont les spectacles qui le tourmentent.

« Ils sont assez nombreux, mais il y en a trois qui reviennent toujours, les mêmes, d'une façon très pénible. A chaque instant je vois s'élever un mur devant moi et je le reconnais bien, c'est le mur de la cour du lycée. Quand je marche, je vois quatre arbres qui m'environnent, deux par devant, deux par derrière, ils avancent avec moi, ce sont les quatre arbres de la cour du lycée. Enfin, je vois très souvent devant moi des cordes, des chaînes qui me barrent le chemin et qui s'enroulent autour des quatre arbres précédents. »

Nous lui demandons alors s'il voit bien nettement ces images? Il parle de deux arbres derrière lui et il dit les voir en même temps que les deux qui sont devant lui. Il a donc des yeux derrière la tête?

« Non, dit-il, je ne vois pas ceux qui sont derrière moi, mais je sais qu'ils y sont. »

Et ce mur devant vous, vous le traversez donc continuellement quand vous marchez? Comment avez-vous le courage de marcher droit contre un mur?

« Oh je ne le vois pas tout à fait comme un mur réel; je sais que c'est le mur du lycée, mais il ne me gêne pas pour avancer. »

En un mot ces hallucinations sont très loin d'être complètes : ce sont des idées, des images représentatives.

« Je le sais bien, ce qui me tourmente le plus, ce ne sont pas ces images, ce sont les pensées qu'elles représentent, l'idée de captivité, de dépendance, qui me vient sans cesse à l'esprit, tandis que ce que j'aime par-dessus tout, c'est la liberté. Il n'y a que la liberté, c'est le bonheur suprême; j'y tends toujours de toutes mes forces et je n'y arrive jamais. »

Et pourquoi donc n'arrivez-vous pas à la liberté comme tout le monde?

« Parce que je suis faible, que je n'ai pas de volonté, parce que j'ai peur de tout le monde; je serais bien plus heureux si quelqu'un me dirigeait. »

OBSERVATION III (Séglas, *Annales médico-psychologiques*, t. XV, janvier-février 1892).

H..., âgé de quarante-huit ans (consultation externe de la Salpêtrière, 1891). Père maniaque et entêté, mère sans volonté, morte à soixante-sept ans d'un transport au cerveau. Un frère buveur; un cousin germain s'est suicidé par amour. Rien dans l'enfance : peu de mémoire, n'a jamais pu s'appliquer ; très peureux ; à dix-huit ans, excès alcooliques ; hallucinations visuelles toxiques, trois tentatives de suicide pendant l'ivresse ; en 1887, syphilis avérée. A cette époque, au lendemain d'une *noce*, sont apparues les idées de suicide, conscientes et obsédantes. Elles étaient éveillées par la vue d'une fenêtre, et il *se voyait* tomber ensanglanté, mais, dit-il, « c'était *en imagination* que je voyais cela et *non en réalité* », il ne se sentait pas tomber, mais se voyait seulement, jamais cela ne le poussait à un commencement d'acte. En même temps il avait l'estomac serré, des vapeurs lui montaient à la tête, mais il était très affirmatif pour ajouter que les phénomènes d'angoisse précédaient toujours l'apparition de l'idée qui ne faisait que les accroître. Ces crises ne duraient que quelques minutes. En même temps il devint irritable, morose, craintif, soupçonneux, mais sans idées délirantes.

Cela ne dura que quelques mois puis survint une période de tranquillité qui persista plusieurs mois aussi. Petit à petit, il fut pris alors d'idées homicides. « Cela lui vient par l'estomac, comme les idées de suicide », comme s'il avait dans le corps *un être qui lui parle en pensée* et l'excite à faire cela, *sans que cependant il entende quoi que ce soit. « C'est comme s'il se parlait en pensée à lui-même.* » Ces idées le prennent généralement la nuit et sont précédées la veille de coliques et d'un mal de tête occipital très violent. Cette idée homicide ne s'adresse qu'à sa femme, il voit une scène homicide dans laquelle il est en train d'étrangler sa femme. *Mais jamais cette vision ne s'extériorise.* Bien qu'il ne se sente pas agir, qu'il ne se soit jamais senti commencer un mouvement dans ce sens, il a peur de ne pouvoir se maîtriser. Conscience absolue de cette idée qui s'accompagne d'une angoisse très vive. Dès qu'il touche un couteau, il est pris de tremblements, mais alors il n'a plus l'idée de tuer, mais celle de se suicider. Il combat énergiquement toutes ces idées et malgré l'angoisse réussit à les dominer.

Observation IV (P. Janet). — *Pseudo-hallucinations symboliques. — Manie des présages. — Manie des interrogations.*

B..., âgée de vingt-quatre ans.

La grand'mère a été toute sa vie tourmentée par des obsessions criminelles et sa mère vient de mourir atteinte d'un délire mélancolique avec idée de culpabilité et d'humilité.

Elle est elle-même une scrupuleuse persuadée qu'elle se conduit toujours très mal. Il lui semble qu'elle est obscène, qu'elle est méchante et qu'elle souhaite du mal à tout le monde.

Quand un malheur arrive, elle croit l'avoir prédit et provoqué ; elle cherche si elle n'a pas fait le péché radical, c'est-à-dire un péché aussi odieux que possible. Pour le moment elle n'a rien inventé de mieux que de casser la tête des petits enfants et elle se demande si elle ne l'a pas fait très souvent.

Toutes ses rêveries sur sa mauvaise conduite se rattachent à cette obsession générale « de la honte de soi ».

Voici plus de dix ans qu'elle est tourmentée par cette obsession, mais ce n'est que dans ces dernières années qu'elle a cherché à se rappeler l'enseignement des religieuses et qu'elle en arrive à souhaiter, tout en la redoutant, la vocation religieuse.

Si nous remontons plus haut chez elle, nous allons retrouver cette même perte du réel « qui depuis ma jeunesse m'empêche de voir les choses comme elles sont, me les fait trouver bizarres et me donne l'envie de leur chercher une signification », l'affaiblissement énorme de la volonté, la disposition à la rêverie.

Les obsessions de B... sont si bien en rapport avec l'abaissement du niveau mental, qu'elles dominent le matin et sont presque effacées à 3 heures de l'après-midi, et quelles se modifient facilement sous l'influence de n'importe quelle émotion excitante.

Depuis que s'est établie chez B... cette obsession de la vocation religieuse, elle est sujette à des hallucinations qui consistent à voir dans le ciel des croix et des images de saints. Mais il ne faudrait pas se laisser aller, comme on l'a déjà fait, à dire qu'elle est atteinte d'une maladie hallucinatoire. En réalité, elle n'a rien vu et rien entendu : elle s'interroge seulement sur ces prétendues images. Et si elle s'interroge sur ce point, c'est bien entendu parce que les croix et les figures de saints auraient dans son esprit une signification, en raison d'une autre manie mentale, la manie des présages et des pactes. « Si je vois de telles figures, c'est que je dois entrer au couvent, c'est que mes vœux d'entrer au couvent sont valables. » Et elle se tourmente pour savoir si, oui ou non, elle a vu dans le ciel des croix et des figures de saintes. Elle cherche à se souvenir si elle les a bien vues; tantôt elle le croit, tantôt elle ne le croit pas. Elle cherche à vérifier en regardant de nouveau, mais en réalité elle ne regarde pas bien, car elle a peur de les voir; elle jette un coup d'œil furtif sur les nuages et cherche ensuite à se rassurer, en disant qu'elle n'a rien vu.

Observation V (Gilbert Ballet, *Contribution à l'étude de l'état mental des héréditaires dégénérés. Archives générales de Médecine*, 1888). — *Hallucinations de l'ouïe avec conscience. — Obsessions. — Impulsions.*

M..., âgé de trente-huit ans, comptable, entre le 9 novembre 1887 à l'hôpital Broussais.

Antécédents héréditaires. — Père asthmatique, mort subitement. Mère : bonne santé habituelle. Accouchée de M... à l'âge de vingt-deux ans, eut à la suite de ses couches une maladie de nerfs.

Un frère et une sœur bien portants.

Antécédents personnels. — Enfance maladive. M..., très intelligent, était aussi très dissipé. A l'âge de seize ans a eu une fièvre typhoïde assez grave. M... a été soldat de 1867 à 1874 et avoue avoir fait à cette époque des excès alcooliques. Excès génésiques de 1872 à 1878. En 1878, M... contracta la syphilis : il eut des plaques muqueuses à la gorge et à l'anus, de la céphalée. Ces accidents durèrent quatre mois environ pendant lesquels le malade prit quelques bains de sublimé et des pilules de protoiodure.

Histoire de l'affection actuelle. — M..., qui jouit d'une instruction assez développée, s'est chargé de nous conter son histoire par écrit. Nous extrayons les passages intéressants de la relation qu'il nous a remise.

« Ma santé, dit-il, a été satisfaisante jusqu'en 1880, époque à laquelle je commençai à éprouver des maux d'oreille, et presque immédiatement après, des hallucinations de l'ouïe. Je crois que c'est à la suite des chagrins de famille que voici ». Et il raconte alors tous ses malheurs conjugaux : il adresse contre sa femme et son complice une plainte au procureur de la République, mais la plainte reste sans effet. M... songe alors à se faire justice lui-même, mais les deux coupables prévenus quittent le quartier à 11 heures du soir.

« Depuis, je cherche toujours et ne sais où ils se sont retirés. Il m'arrive souvent de courir, dans la rue, après des personnes qui ressemblent à ma femme, m'imaginant mettre la main dessus. »

Comme le raconte le malade, c'est peu de temps (trois mois environ) après le début de ses peines, qu'il a commencé à éprouver du côté de l'ouïe des phénomènes anormaux. Tout d'abord il a ressenti une acuité douloureuse de l'ouïe, puis des bourdonnements localisés à gauche au début, plus tard bilatéraux. Les hallucinations ont suivi de près. Elles ont duré, en premier lieu, de trois semaines à un mois. Puis est apparu un écoulement purulent de l'oreille droite qui a persisté pendant une quinzaine de jours. Les hallucinations ont été suspendues pendant la durée de cet écoulement. Elles se sont ensuite reproduites et surviennent depuis cette époque, à des intervalles plus ou moins rapprochés. Vers la fin de 1880, M... a fait des abus de café et de tabac. Il travaillait, en qualité de copiste, fort avant dans la nuit, passait quelquefois à écrire jusqu'à trois nuits par semaine. Ces excès paraissent avoir provoqué une sorte d'exacerbation des hallucinations.

Ces hallucinations, qui ont toujours été exclusivement auditives, sont précédées à peu près constamment par des bourdonnements d'oreille. A ces bourdonnements succède une acuité pénible de l'ouïe. *Puis le malade entend comme des mots indistincts*, enfin il distingue des paroles parfaitement timbrées.

Quelquefois les bourdonnements ne sont pas suivis d'hallucinations.

D'autres fois, mais rarement, ces hallucinations se produisent sans bourdonnements préalables.

Au reste, on jugera mieux du caractère de ces hallucinations et du degré d'obsession qu'elles déterminent par quelques extraits de la relation que nous a remise le malade.

« Les voix que j'entends, dit-il, sont toujours celles de mon oncle et de ma femme. Pendant le jour, elles me suivent pas à pas, quelquefois deux heures de suite et me répètent ce que je dis, ce que je fais, ce que je pense, ce que je regarde. La nuit, j'entends ces mêmes voix qui par moments me font de la morale en me portant intérêt et deviennent moqueuses presque aussitôt après. Un jour, je travaillais rue Saint-Marc, à l'expédition de manuscrits d'auteurs dramatiques, et, le travail pressant, je passais en moyenne trois nuits par semaine.

« Vers dix heures, je fus pris d'un tremblement nerveux ; quelques instants après, j'eus des bourdonnements d'oreille ; ensuite j'entendis des voix qui, de confuses au commencement, devinrent très distinctes vers onze heures. Elles me disaient : « Va prévenir ton oncle que l'amant de ta femme, avec ses compatriotes italiens, cherche à te faire un mauvais parti » ; puis « Va trouver ton oncle qui t'attend..., va trouver ton oncle..., va trouver ton oncle ». Vers minuit, ne pouvant résister à cet ordre, je me décidai à obéir. J'eus d'abord peur de sortir de la chambre. Ensuite, je craignis qu'il y eût quelqu'un d'embusqué dans les escaliers. Dans la rue, même crainte, particulièrement à chaque détour, et surtout en traversant la place de l'Opéra. Ce n'est que dans la rue de la Paix où j'allais, que mes frayeurs commencèrent à disparaître. En arrivant chez mon oncle, qui n'y était pas, et à la demande que me fit ma tante sur ce qui m'amenait à cette heure, je me rendis immédiatement compte que je venais d'agir sous l'influence d'une hallucination. Je restai deux heures à causer avec ma tante de choses et d'autres. A deux heures du matin, je revins rue Saint-Marc continuer mon travail.... Deux ou trois jours avant mon entrée à l'hôpital, vers deux heures du matin, j'eus un accès de fièvre qui débuta par de grands frissonnements suivis de bâillements continuels et de crampes dans les jambes. Quelques instants après, j'eus des bourdonnements dans les oreilles et j'entendis, environ une demi-heure plus tard, les voix qui commencèrent à me persécuter en me disant : « Lève-toi, lève-toi, jette-toi par la fenêtre. » Malgré mes réponses négatives, je fus obligé de me lever. Une grande frayeur s'était emparée de moi. Je sortis me promener à trois heures du matin. Dans la rue, à chaque voiture de maraîcher que je rencontrais, j'entendais : « Fais-toi écraser, fais-toi écraser. » Je répondais : non, et je me rappelle que pour braver ces voix, je traversais l'encombrement des voitures en rasant la tête des chevaux ou les roues. Je dirigeai mes pas du côté de la Seine. Au pont Henri IV, j'entendis alors : « Il va se jeter à la Seine, il va se jeter à la Seine. » Je répondis : non, et je fis comme pour les voitures, c'est-à-dire que je m'approchai le plus près possible du fleuve, tout en répondant : « Vous voyez bien que vous ne me ferez pas jeter à l'eau. » Ensuite, j'entendis : « Tu es malade, tu es fou, va-t'en à la préfecture, le médecin de service te dira ce que tu as. » Après bien des hésitations, vers les cinq heures du matin, je me rendis en effet au commissariat attaché à la préfecture; là, il me fut répondu que je devais m'adresser au commissaire de police de mon quartier. En sortant de la préfecture j'étais plus calme, et je pus encore me rendre compte de tout ce que j'avais dit et fait. »

Les hallucinations sont apparues plusieurs fois à l'occasion d'impressions visuelles. Un jour, entre autres, invité par sa filleule à tailler un crayon, il prend un canif. Mais à peine en a-t-il aperçu la lame qu'il entend une voix lui murmurer à l'oreille : « Il va lui couper le cou, il va lui couper le cou. » Pour échapper à son hallucination, il est obligé de serrer dans un tiroir à sa portée canif et crayon.

M.... lutte contre ses voix, et nous avons exposé plus haut de quelle manière, mais il n'en est pas la dupe. *Il sait très bien qu'elles ne sont pas réelles*, et qu'il est le jouet de manifestations morbides.

Il a remarqué la particularité suivante qui vaut la peine d'être notée : lorsqu'il écrit, s'il commet une faute, s'il oublie un mot ou un signe de ponctuation, il n'est pas rare qu'arrivé quinze ou vingt lignes plus loin, mais sur la même page, il entende une voix lui signaler la faute qu'il a faite et qu'il corrige aussitôt.

M... paraît avoir été plusieurs fois tourmenté par une sorte d'obsession verbale. Il y a quelques jours, par exemple, en lisant le journal *la Nation*, il a été vivement impressionné par une phrase qui renfermait la proposition suivante : « prendre des précautions contre les alcooliques et les protéger contre eux-mêmes ». Pendant trois jours cette phrase s'est imposée à son esprit et il en a fait le thème d'une sorte de dialogue.

Le malade a de fréquentes insomnies. Le sommeil est souvent troublé par des cauchemars. Il rêve d'incendie, d'émeutes, de précipices. A son réveil il a souvent des frissons et des défaillances.

L'examen des oreilles a été pratiqué par M. Gellé qui a eu l'obligeance de nous remettre la note suivante : Hypertrophie de la muqueuse du pharynx, trompes perméables par le politzer et par le valsalva, ample motilité du tympan, l'épreuve de dépression donne un résultat très net à droite et à gauche. Il en est de même de l'épreuve de synergie bi-auriculaire. Ouïe plutôt hyperesthésique.

En résumé, il existe des lésions limitées au pharynx intéressant un peu les trompes où elles sont légères et superficielles.

OBSERVATION VI (Séglas, *Annales médico-psychologiques*, janvier-février 1892). — *Hallucinations de l'odorat.*

P..., âgé de trente-trois ans, peu intelligent, tête dure à l'école : crâne petit, asymétrie faciale.

En 1875, il a eu un premier accès d'obsessions, analogue au suivant, qui a duré cinq mois; depuis il a toujours été plus ou moins malade. Il fut repris en 1887; cela a commencé par des symptômes neurasthéniques : faiblesse des jambes le matin, maux de tête, langue amère, narcolepsie après le repas, ennui vague.

Puis sont apparues les obsessions : elles consistent exclusivement en des hallucinations de l'odorat. Le malade est poursuivi par instants, en n'importe quel endroit il se trouve, par une odeur désagréable qu'il ne peut définir.

« *Cela vient de moi,* dit-il, et je crois alors que je sens mauvais ; si, à ce moment, je vois des personnes se moucher, se toucher le nez, cela me confirme dans ces idées et me rend très timide, tout drôle ; je suis obligé de m'isoler. »

Quand l'odeur ne se fait pas sentir, il redevient très calme. Il se rend très bien compte que cela est un effet de son imagination, mais quand l'odeur lui arrive il ne peut plus se dominer.

OBSERVATION VII (personnelle). — *Obsessions sacrilèges. Pseudo-hallucinations.*

N..., âgée de quarante-neuf ans.

La mère a toujours été triste, obsédée, scrupuleuse et semble avoir présenté un tic de hoquet.

Elle-même a toujours été dès l'enfance bizarre et originale.

A l'âge de dix ans elle a eu la fièvre typhoïde.

Elle a été réglée à quatorze ans.

Elle a deux enfants bien portants.

Toute sa vie elle a présenté par accès des manies de scrupule qui se sont d'ailleurs peu développées.

Elle a toujours été inquiète, incertaine. La moindre chose la démoralisait.

Il y a deux ans N... a eu le malheur de perdre son mari.

Elle a été très vivement affectée de cette mort, d'autant que se manifestaient chez elle à ce moment les premiers troubles de la ménopause.

Les troubles physiques se manifestent par une grande faiblesse, une sensation de vide, elle a des vapeurs et rien ne peut la remonter.

Elle a des angoisses continuelles s'accompagnant d'étouffements et de battements de cœur.

Elle est dès lors incapable de rien faire et de se livrer à aucune occupation sérieuse, elle ne peut plus lire ; elle ne peut plus rester en place ; elle aime la marche par-dessus tout.

Mais ce qui la tourmente le plus, c'est l'idée d'être seule, le sentiment d'être isolée, sans appui, d'être malheureuse, et c'est dans la religion qu'elle va chercher la consolation de ses peines : elle va demander à Dieu cet appui moral dont elle est privée depuis la mort de son mari. « Il faut que je pense à Dieu : je suis toujours sous le coup d'une impression de déchéance, de délaissement, d'abandon et je cherche dans la religion des consolations spirituelles. »

Mais il faut qu'elle se montre digne de cet appui qu'elle sollicite de Dieu, et alors apparaissent chez elle le désir et la manie de faire toujours plus et mieux au point de vue religieux, et ce devient bientôt une obsession de tous les instants. Sans cesse plongée dans la *Vie des Saints* ou dans d'autres livres de piété ou de prières, elle suit avec ardeur tous les exercices religieux et communie de plus en plus fréquemment, car « elle s'est mise entièrement entre les mains du bon Dieu ».

« Mais alors, dit-elle, au lieu d'avoir des idées bonnes et pieuses, je suis tombée dans des idées horribles et sacrilèges : je vois tout en mal ; lorsque je vais à l'église, je regarde les parties des statues de saint Joseph, de la vierge Marie et de Jésus ; mais j'ai aussi idée de choses horribles : quand je communiais, je me figurais que l'union eucharistique se confondait en une union corporelle. Maintenant cette idée est continuelle et je crois que cela se passe réellement ; et il me semble qu'il y a réellement pénétration. Et je ne peux plus penser au bon Dieu sans avoir cette impression. Quand je pense au bon Dieu, je ressens cette impression physique, et si je ne veux plus y penser, il y a une voix qui répète cette expression idiote : « Il a passé par le trou, il a passé par le trou ». C'est bête à en pleurer. J'ai l'impression que je vis en rêve, j'ai l'âme séparée du corps. Il ne faut plus que je pense à Dieu. »

Observation VIII (P. Janet). — *Désir d'être une enfant. — Hallucination cœnesthésique. — Obsession de l'enfance avec métamorphose de la personnalité. — Symbole de l'enfant.*

V..., âgée de trente et un ans. Nous n'avons pu avoir aucun renseignement net sur ses antécédents héréditaires.

C'est une femme intelligente qui dirige très bien son ménage et élève son petit garçon qui est âgé d'une dizaine d'années. Lorsqu'elle est devant nous elle garde une attitude tout à fait caractéristique : elle est extrêmement gênée et ne sait comment se tenir, elle parle à peine, et pour nous parler, elle tient les yeux fermés. De temps en temps elle éclate de rire, et il nous a fallu beaucoup de peine et de patience pour lui faire avouer ce qui la préoccupe le plus.

Elle a toutes sortes de troubles nerveux, des crises d'angoisse, où elle perd la respiration, des rires, des pleurs, des agitations qui la poussent à marcher indéfiniment ou à courir.

Certaines de ces agitations sont singulières et ne ressemblent pas tout à fait aux mouvements incoordonnés qui existent d'ordinaire dans l'angoisse.

Elle saute, elle danse, elle rit aux éclats, elle aime à se dépeigner et à faire flotter ses cheveux sur ses épaules, elle coupe ses cheveux pour les rendre plus courts. En un mot, elle joue absolument comme une enfant.

Cette femme de trente et un ans est obsédée par l'idée qu'elle est une petite fille de dix à douze ans. Elle sait bien que cette idée n'est pas juste, elle la trouve ridicule; aussi se cache-t-elle la figure dans les mains pendant que nous en parlons, aussi fait-elle tous ses efforts pour la dissimuler devant certaines personnes. Quand elle se trouve en particulier avec ses beaux-parents, elle se tient raide et guindée, elle serre les lèvres pour ne pas rire. Mais quand elle peut un peu se laisser aller seule devant son mari et surtout avec son petit garçon, elle veut sauter à la corde, jouer à cache-cache, faire des niches et cela la rend si contente, si agitée. D'ordinaire, son attitude est une sorte de moyenne entre les deux tendances, elle exprime cette lutte entre les deux sentiments ou mieux entre les deux âges. De là ces rires, ces yeux fermés, ces grimaces, cette gène de tous les mouvements que nous avions tant de peine à comprendre ; de là aussi cette souffrance qui résulte toujours de la lutte contre une idée obsédante. Et cette idée est le besoin d'être aimée, d'être dirigée : il faut qu'on s'occupe d'elle, qu'on lui indique tout ce qu'il faut faire.

Elle le dit très bien. « Je voudrais qu'on me trouve gentille, j'ai peur d'être laide comme un pou, je voudrais qu'on me câline, qu'on me caresse, je voudrais tant qu'on m'aime. Mon mari est trop sérieux, il est toujours absent. Il lit son journal le soir, il ne me fait pas jouer, il ne m'amuse pas. On ne m'aime pas bien, voilà mon malheur, je ne suis jamais sûre qu'on m'aime bien. Il faudrait non seulement m'aimer bien, mais surtout me le dire, me le dire tout le temps et bien me faire sentir que c'est vrai. »

Observation IX (Janet). — *Rumination mentale avec manie. — Pseudo-hallucinations de la vue.*

H..., âgée de trente-huit ans, est d'une famille légèrement prédisposée, le père et la mère sont des nerveux impressionnables mais ne semblent pas avoir eu d'accidents caractéristiques.

Elle a eu un développement lent, les règles ne sont venues qu'à seize ans, et elle était toujours maladive.

D'un caractère faible, timide et rêveuse, elle se laissait conduire très facilement mais ne montrait pas de troubles sérieux en dehors d'une grande lenteur et d'un état de distraction qui la faisait passer pour moins intelligente qu'elle ne l'était en réalité.

Elle se maria à vingt-quatre ans et eut un enfant sans qu'il y ait aucun accident mental à noter.

Deux ans après son mariage, elle est obligée d'accepter que sa belle-mère vienne habiter avec elle. Ce fut pour elle une chose très pénible, car elle n'aimait pas du tout cette femme.

Or, un jour la belle-mère qui était atteinte de troubles cardiaques expira d'une syncope entre les bras de sa bru. Le mari, en rentrant, trouva sa femme toujours debout au milieu de la pièce, n'ayant pas osé faire le moindre mouvement et soutenant le cadavre,

Les jours suivants elle n'eut aucun accident, ne se plaignit de rien et, détail à noter, dormit parfaitement, plus fort même et plus longtemps que de coutume. Mais on ne tarda pas à remarquer un changement de caractère et une série de bizarreries.

D'abord elle refusa avec entêtement de toucher à aucun vêtement ou objet ayant appartenu à sa belle-mère ; il fallut tout enlever de l'appartement sans qu'elle s'en occupât, puis elle cessa de travailler et devint graduellement incapable de faire le ménage. Elle restait debout et immobile pendant plusieurs heures. Puis elle prit en grippe sa petite fille, ne voulut plus la soigner et l'on dut éloigner l'enfant.

Cet état resta le même pendant dix-huit mois.

Au bout de ce temps, H... se mit à commettre des actions absurdes ; elle était de plus en plus sombre, on l'entendait parler seule, elle refusait de manger, elle ne voulait plus prendre aucun soin de sa personne, elle maigrissait beaucoup et devenait visiblement malade. Elle fit même à ce moment une tentative de suicide. Son mari jugea alors indispensable de la soigner et fit venir auprès d'elle sa propre sœur. Mais quand cette jeune fille arriva, H... la repoussa avec fureur en disant « qu'elle ne se laisserait jamais soigner par elle, que son crime rendait absolument impossible de pareils soins. C'était elle qui avait tué sa belle-mère, elle ne pouvait pas maintenant accepter les soins de la fille de sa victime ». Une fois le secret lâché, elle se mit à bavarder indéfiniment sur le prétendu crime qu'elle avait commis. Elle avait sa belle-mère en horreur : elle avait souhaité sa mort, elle l'avait tuée sans trop savoir comment. Du moment qu'elle est capable d'avoir tué cette vieille femme, elle est aussi capable de tuer sa fille qui mérite elle-même la mort comme étant la fille d'une mère coupable ; et ainsi elle continue ses ruminations mentales tout haut.

Depuis l'aveu de son prétendu crime, H... est plus calme ; elle reste presque toujours immobile, elle n'a pas d'angoisses visibles ; elle souffre, dit-elle, plutôt moralement que physiquement. La maladie est surtout intellectuelle et consiste à remplacer tous les phénomènes psychologiques normaux par de la rumination. Elle ne se décide à rien, ne fixe l'attention sur rien ; et, à moins qu'on ne lui parle de son crime, elle ne nous écoute pas.

Mais si les phénomènes parfaits ne s'accomplissent pas, l'excitation se dépense à autre chose.

Elle s'interroge sur tout ce qui a trait à son crime. Est-elle coupable ? Sa belle-mère était-elle mauvaise ? Sa petite fille et son mari participent-ils à son crime ? Y a-t-il un enfer pour eux tous ? D'ailleurs elle ne peut s'empêcher de rire à la pensée de ce crime imaginaire et dit très volontiers qu'elle est idiote de penser à cela. Elle a aussi la manie des présages, des serments, des pactes. « Je serai sauvée si je vais à la messe trois dimanches de suite sans fête intermédiaire. »

Ce sont des « si » à n'en plus finir.

Cette malade qui s'est guérie facilement en sept à huit mois de traitement est restée très bien portante pendant huit ans. Elle gardait seulement une disposition à la rêverie. Mais sous l'influence de fatigues, l'interrogation est devenue de nouveau envahissante et l'obsession a reparu avec la manie des pactes et des présages : mais de plus la malade présente aujourd'hui des phénomènes hallucinatoires, des pseudo-hallucinations de la vue.

« Si je ne communie pas le dimanche des Rameaux, c'est que je suis coupable et que j'irai en enfer. Je ne dois pas pleurer, car alors cela me fait voir que les choses sont vraies. Si mon mari fait gras le vendredi saint, c'est la faute de ma fille. Si je dis des méchancetés contre le bon Dieu, c'est que j'ai commis le crime. Si je le vois, c'est que je suis innocente. »

Et à force de prendre Dieu comme terme de comparaison de ses actes elle s'imagine l'avoir vu.

« J'aperçois le bon Dieu : il est comme entouré de blanc et comme en rouge. Je l'ai vu plutôt pas vieux. » Mais elle ne se fait pas d'illusion sur la réalité du phénomène : « Si je ne lui ai pas tendu la main, c'est parce que je sais que ce n'était pas vrai, que ce n'était pas un objet extérieur. Ce sont mes idées. »

De même elle a vu le diable. D'ailleurs l'image elle-même lui importe peu et elle ne s'intéresse qu'à la signification qu'elle donne à cette image.

Observation X (P. Janet). — *Pseudo-hallucinations symboliques. — Scrupule et persécution.*

A..., âgé de trente-deux ans, se plaint d'éprouver ce qu'il appelle lui-même des « sortes d'hallucinations ». Très souvent il voit à la distance de cinq mètres devant lui un homme qui passe; cet homme est souvent un personnage connu, le directeur d'une grande école. Cet individu qui lui apparaît a une attitude, une démarche, surtout une expression du visage très expressive et caractéristique : tantôt il passe à grands pas et lance vers le malade un regard courroucé et méprisant, tantôt il passe lentement avec un visage souriant. En même temps le malade a d'autres hallucinations, il entend comme des voix à quelques mètres de distance. Ces voix disent des « rigolades », elles se moquent de lui et le traitent d'idiot. A d'autres moments, il sent un courant d'air dans le dos et se demande « quel est le misérable qui vient lui souffler dans le dos » ; ainsi il paraît avoir des hallucinations de tous les sens.

Il s'agit ici d'un véritable délire de persécution : or, il est intéressant de remarquer que les hallucinations de ce malade ont des caractères tout spéciaux qui les distinguent des hallucinations proprement dites : ce sont des pseudo-hallucinations.

D'abord l'hallucination n'est jamais complète chez A..., le personnage qui passe est terne, de couleur vague, jamais le malade n'a senti son contact.

Ensuite, le malade n'est jamais certain de ses hallucinations : il dit lui-même que ce sont « des sortes d'hallucinations ». Quoiqu'il n'ait pas le courage de bien regarder, il sent, dit-il, que c'est « une irréalité », il suffit d'insister un peu pour qu'il avoue que ce n'est pas un objet du monde extérieur.

Il ne faut pas accepter sans insister cette déclaration de A... qu'il voit un homme passer.

Ce passage a une signification : A... est extrêmement superstitieux : il a la croyance, nous dirons plus, la manie des présages. Il se dit à lui-même : « Si M. un tel passe devant moi avec un visage courroucé, cela aura telle signification. » Et il attend avec émotion le présage. Le présage finit-il par venir, c'est-à-dire, voit-il réellement l'homme passer avec un visage courroucé ? Ce n'est pas très sûr, le plus souvent il n'ose même pas regarder, mais il pense que l'homme a passé; quelquefois, il le voit à moitié. L'important, c'est que l'hallucination est un symbole qui résume et exprime toute une série d'interrogations et de doutes relatifs aux présages.

A... est un douteur, un scrupuleux, il a toujours l'esprit inquiet et hésitant. Il sent une gêne dans toutes ses pensées. Cette gêne l'empêche de faire attention, de travailler. Son premier mot en entrant était de dire « Je sens une dépression de ma volonté ». Malheureusement, il ne se borne pas à être aboulique, il cherche à interpréter. Alors interviennent toutes sortes de rêves : c'est la faute de ses parents qui l'ont opprimé depuis son enfance, ou plutôt, il n'est pas le fils de ceux qu'il croyait ses parents : la famille de sa mère contient des juifs puissants qui ont « la patte sur lui ». Qu'y a-t-il de vrai dans tout cela ? Il est probable qu'il confond les souvenirs et les rêves : c'est dans ces interprétations que commence le délire de persécution.

Observation XI (Raymond et Arnaud, *Sur certains cas d'Aboulie. Annales médico-psychologiques*, 1892, t. XVI). — *Homme; début à la puberté. — Scrupules. — Émotivité. — Phobies. — Hésitation psychomotrice. — Aboulie. — Neurasthénie. — Obsessions interrogatives et doute. — Hallucinations probables. — Impulsions. — Idées fixes. — Stigmates physiques de dégénérescence.*

P..., âgé de vingt ans, né au Havre, a toujours été timide, craintif, scrupuleux, minutieux, maniaque. Depuis quelques années, ses tendances habituelles se sont développées et des troubles psychiques manifestes sont apparus sous forme d'obsessions et d'impulsions.

Nous ne lui connaissons aucun antécédent héréditaire. Sa mère et son frère paraissent normaux.

D... a présenté des idées de persécution, des scrupules, des doutes exagérés et de la perversion du toucher.

Il est principalement obsédé par l'idée et la crainte du poison : il en cherche partout les traces imaginaires et procède à d'incessants lavages de mains.

Le contact d'une substance inconnue, surtout d'une poudre, le plonge dans une inquiétude angoissante. Non content de redouter le poison pour lui-même, il vit dans la crainte perpétuelle de contaminer son entourage. Il a encore, à un degré moindre, la crainte obsédante du feu, de l'incendie.

La répétition mentale est incessante chez lui. Il éprouve aussi le besoin impérieux d'affirmations rassurantes qu'il sollicite à chaque instant, son esprit ne pouvant se fixer dans la certitude.

Les obsessions surgissent d'ordinaire par bouffées, par véritables accès qui s'accompagnent d'anxiété et d'oppression.

D... a conscience de l'absurdité de ses craintes, mais jusqu'à un certain point seulement; par exemple, il insiste pour savoir si telle ou telle substance qu'il a touchée peut vraiment être toxique : il demande avec inquiétude si les effets du poison peuvent rester latents pendant plusieurs jours et se manifester ensuite. Par ce caractère de conscience incomplète l'obsession tend vers l'idée fixe.

Outre les obsessions, D... présente encore des impulsions dont certaines sont vraiment irrésistibles : impulsion à se laver les mains, à cracher, à faire certains gestes, à prononcer certaines paroles, à se lever la nuit pour cracher à tel ou tel endroit ou se livrer à quelque autre action bizarre.

L'impulsion résulte habituellement d'une idée subite, très vive, à ce point qu'elle s'objective presque, qu'elle ressemble à une hallucination : « Je me figure par exemple, dit le malade, que quelqu'un m'ordonne de cracher, de me laver, de quitter mon lit, que si je résiste, il m'arrivera malheur. C'est stupide, je sais bien que, cet ordre, personne ne me l'a donné, mais je l'exécute malgré moi. »

Il semble certain, d'après les renseignements qui nous sont fournis par son frère, étudiant en médecine, que D... a eu de véritables hallucinations.

Ces divers troubles que nous venons d'énumérer chez D... reposent sur un fonds de déséquilibration psychosomatique et d'émotivité extrêmes. Très timide, il se trouve mal à l'aise dans les foules, croit que l'on s'occupe de lui avec malveillance; parfois il a peur même des arbres du parc.

Nous attribuons à ce même état général sa continence exagérée, son appréhension de tout ce qui lui est peu familier.

L'attention volontaire, même très peu soutenue, est impossible. D... ne peut même plus lire. Très irritable avec cela, il a d'assez fréquents accès de violente colère qui s'accompagnent d'impulsions dangereuses.

Tous ses mouvements sont lents, incertains, fractionnés.

Il est devenu incapable de toute occupation suivie.

D'une intelligence convenable, D... est très malheureux de son état qu'il déplore amèrement dans ses périodes de calme.

Au moment des accès sa physionomie est tout à fait stupide.

D... présente de nombreux stigmates de dégénérescence physique.

Observation XII (personnelle). — *Obsession de la honte de soi. Pseudo-hallucinations. — Idées de persécution.*

W..., âgé de trente-huit ans.

Père ayant à la fin d'une vie assez mouvementée présenté quelques troubles mentaux.

Mère hypocondriaque, excessivement timorée et impressionnable, ayant par intervalles un peu de dépression avec quelques idées vagues de persécution.

Lui-même n'a jamais été d'une intelligence très vive et ses études n'ont pas été poussées très loin.

Il s'est toujours fait remarquer par ses allures efféminées et sa grande émotivité.

De très bonne heure ont apparu chez lui des scrupules et des phobies diverses (peur des pointes, des espaces et de certains animaux).

Dès son jeune âge il s'est livré à l'onanisme mutuel et plus tard s'est laissé entraîner au vice de la pédérastie.

« Je passe », écrit-il dans une relation fort incomplète et imprécise d'ailleurs qu'il nous a faite de sa maladie, « sur un certain nombres d'années pendant lesquelles le vice grandit en moi, sans que je me rendisse un compte exact que je sortais peu à peu de toute conduite honorable. Ces périodes abominables pendant lesquelles je ne résistais nullement à toutes les sollicitations du mal, m'ont amené, par un enchaînement que je déplore de toute mon âme, à une maladie qui me sert d'expiation, et que du reste je bénis, puisque ces messieurs m'assurent qu'avec des efforts, de la patience et une volonté toujours tendue à rattraper la voie droite et le but naturel j'y pourrai parvenir. »

Car peu à peu cette idée de crime d'avoir été pédéraste et l'idée d'expiation de ce crime s'installent à demeure et déterminent chez lui une véritable obsession à laquelle se ramèneront dorénavant toutes ses manifestations maladives.

Il se refuse à vivre plus longtemps avec les personnes de sa famille qu'il soupçonne d'avoir à son endroit des intentions pédérastiques, de vouloir le faire retourner au mal et l'écarter du droit chemin, et demande de lui-même à être isolé.

Au début de cet isolement, l'amélioration de l'état de W... est rapide. On note une diminution de l'émotivité et de l'anxiété.

Mais bientôt il y a recrudescence des symptômes : le malade s'imagine que les médecins qui le soignent font partie d'une bande de pédérastes avec lesquels il a été jadis en rapport et s'efforcent de lui faire reprendre ses anciennes habitudes : leurs regards, leurs gestes le troublent profondément et lui procurent des sensations pénibles accompagnées de pâleur et d'angoisse ; il a le « frisson », comme il le dit lui-même, jour et nuit il est tourmenté par des idées lubriques; pollutions nocturnes fréquentes : insomnie.

Et toujours cette idée lui revient qu'il faut lutter pour triompher du « mal », pour ne pas retomber dans le « vice » dont il a horreur, et nous devons lui répéter sans cesse qu'il y arrivera par un effort de volonté. Cette affirmation rend au malade du calme pour quelques instants.

Au mois de février 1903, W... présente une véritable crise de mélancolie : il refuse de se lever, de manger; il est indigne, il est coupable, il vaut mieux qu'il meure et il esquisse une tentative de suicide, il s'écorche légèrement le poignet avec un cure-ongles en ivoire.

Cet état mélancolique cesse au bout de quelques jours et les idées de persécution reparaissent, en même temps que les troubles de la sensibilité générale deviennent très marqués : On le magnétise. Il sent que le « président de la bande des pédérastes » le blesse dans la région du foie, le « recharge » et il éprouve des « étouffements dans les différentes parties du corps ». Le « président » lui fait comprendre qu'il voudrait le voir reprendre ses mauvaises habitudes, mais il saura résister « au mal », fût-ce au prix de sa vie.

Au mois d'avril, W... se plaint d'entendre jour et nuit des voix « magnétiques » et « pédérastiques » qui l'incitent au mal.

« Je me sentis, écrit-il, depuis plusieurs jours bien plus agité et inquiet que je n'étais la semaine passée; vers la fin de la semaine je fus pris surtout vers le soir d'une sorte de « tracassin » et au lieu d'avoir de bonnes nuits d'un sommeil à peu près régulier, de vrais cauchemars m'assaillirent; puis ensuite je sentis pendant deux jours, tout le temps, une excitation très prononcée dans les parties génitales, mais en plus de ce si désagréable « gratiement intérieur » les testicules étaient si sensibles que lorsque je marchais par exemple dans le salon le simple frottement de mon pantalon m'amenait une sensation si intense que j'ai craint très fort pendant ces deux jours-là que cela n'amenât chez moi une jouissance morbide et accompagnée de toutes les ignobles suites !

Joignez à ces malaises que des images obscènes d'une intensité très violente me harcelaient sans cesse l'esprit et j'ai soutenu une rude lutte pour repousser toutes les saletés dont mon imagination était le foyer.

De plus, dès que j'entends parler, n'importe qui, soit dans l'escalier, soit dans le couloir, soit au jardin et que je ne distingue pas clairement les paroles, immédiatement je m'imagine que c'est à moi que l'on s'adresse (je dis « on », car sachant que là est ma maladie je ne veux même pas aller voir quels sont ceux qui parlent, ce qui au reste ne me regarde pas).

Et toujours les paroles que j'entends sont circonscrites dans un ordre d'idées se rattachant toujours aux « sens ».

Voici les mots ou phrases que ma sale imagination enfante : « Touche la verge ». « Peur ». « Putain ». « Tu ne reverras jamais ». « Tapette ».

Il y a un an, au lieu d'un ou deux mots j'entendais une phrase entière telle que : « Tu ne reverras jamais ta mère à moins de... » Arrivé à ce mot, j'entrais contre le mal dans une telle exaspération que je parvenais à me ressaisir et sauf lors de ma première grande crise, je n'entendais plus la fin qui était celle-ci « devenir tapette ou pédéraste complet ».

J'entends ces mots presque à voix basse, mais, combien ma souffrance est grande et combien ce m'est pénible d'entendre toutes ces paroles dans mon cerveau, avec le son de voix absolu des différentes personnes que j'entendais causer : et cela à jurer que cette voix me pénètre au fin fond du cerveau. »

Les idées mystiques font leur apparition et W... manifeste l'intention d'entrer dans un cloître. On veut lui enlever « la foi » mais il la conservera — il luttera contre le mal — et il passe son temps en prières, prières troublées par des voix qui lui disent « la mort, la mort » et par le jet de rayons « caudiques » qui lui arrivent sous forme de « vibrations aériennes lumineuses ».

D'ailleurs W... aurait déjà eu des hallucinations visuelles : « une lueur blafarde » lui est apparue et un soir, pendant qu'il était en train d'uriner, il a vu des « langues de feu » converger vers son pénis.

W. lutte contre les « voix pédérastiques » qui le tourmentent, il lit tout haut pour ne pas les entendre et essaye, en s'occupant le plus possible à écrire et à peindre, de lutter contre « le mal ».

Il a le « frisson » non seulement quand on lui parle, mais quand ses voix lui parlent : il suffit même pour déterminer chez lui cette sensation désagréable, de jeter les yeux sur les objets lui appartenant ou d'y toucher, il croit alors qu'on veut le magnétiser pour le faire retourner au « mal ». Il s'emploie d'ailleurs de son mieux à écarter de pareils soupçons qu'il trouve absurdes et il se juge un misérable de soupçonner d'honnêtes gens.

Ajoutons que W... présente des stigmates physiques de dégénérescence très nets, tels que : déformation crânienne, malformation des oreilles, dimensions exagérées du bassin, etc.

Observation XIII (Janet). — *Claustrophobie. — Angoisses et représentations imaginaires.*

Femme de quarante-huit ans, E... est surtout atteinte de claustrophobie : elle étouffe dans tous les endroits fermés, elle a constamment dans l'esprit l'idée qu'elle doit pouvoir se sauver des endroits où elle est placée, elle ne comprend la lutte contre les dangers que de cette façon-là. Se trouve-t-elle renfermée, elle perd tous ses moyens de défense et s'affole complètement, elle essaye en vain de se remonter et n'arrive qu'à de grandes angoisses : dans ces angoisses la dérivation ne se fait pas seulement sur les viscères, elle se fait aussi sur les muscles des membres et il y a une grande agitation motrice. Est-elle dans un wagon de chemin de fer, non seulement elle a des troubles respiratoires, mais elle agite de tous côtés ses bras et ses jambes et se figure qu'elle va ouvrir la portière et se jeter sur la voie : il faut qu'on la tienne pour la rassurer.

Mais il faut encore noter chez E... une dérivation curieuse qui a lieu pendant cette angoisse ; c'est la dérivation mentale, l'excitation de l'imagination. Cette femme, lorsqu'elle est ainsi troublée, imagine une foule de choses et se représente toutes sortes de tableaux. Est-elle enfermée dans une chambre, cela suffit à lui donner sa crise; alors elle se met à faire des descriptions étonnantes : « *Il pleut, il neige au dehors*, répète-t-elle, *la neige tombe tellement fort qu'elle monte*, il y en a dix pieds, voyez *comme tout le monde essaye de l'enlever...* on *ne pourra jamais y parvenir... L'eau atteint déjà le premier étage, tous les locataires du premier sont noyés. Elle monte chez moi*, vous allez voir que je vais être forcée de nager et que va-t-il arriver quand je serai entre l'eau et le plafond... » et elle recommence ses cris d'horreur. Il n'y a chez E... ni conviction, ni hallucination. La malade sait fort bien que cette histoire n'est pas vraie, elle le reconnait, elle dit elle-même : « Ouvrez-donc la porte que je ne pense pas à mes bêtises,... c'est idiot de ma part, de m'effrayer moi-même avec ces romans. »

La représentation mentale, au lieu de se développer complètement comme dans la crise d'hystérie et d'amener l'acte, se borne à former de l'agitation mentale et l'hallucination reste incomplète.

CONCLUSIONS

Il existe, chez les obsédés, des phénomènes hallucinatoires particuliers.

Ils correspondent à certaines des hallucinations psychiques de Baillarger, et, plus justement, aux pseudo-hallucinations de Kandinsky.

Tous les sens peuvent être intéressés par les pseudo-hallucinations des obsédés.

Les pseudo-hallucinations les plus fréquentes sont celles de la vue.

Les pseudo-hallucinations des obsédés participent des caractères généraux des obsessions :

1° Ces pseudo-hallucinations ne sont pas complètes, elles sont vagues et imprécises ;

2° Elles manquent d'extériorité

3° et plus encore de réalité ;

4° Elles sont symboliques.

On doit les considérer comme le développement des éléments représentatifs de l'obsession, comme l'impulsion est le développement des éléments moteurs.

Les pseudo-hallucinations des obsédés ne se transforment jamais en hallucinations véritables.

Lorsque l'obsession aboutit au délire de persécution, on est en droit de se demander si les hallucinations de l'ouïe que l'on observe alors ne sont pas des pseudo-hallucinations modifiées par l'évolution même de l'obsession à laquelle elles sont intimement liées.

BIBLIOGRAPHIE

BAILLARGER. Des hallucinations, des causes qui les produisent et des maladies qu'elles caractérisent (Mémoire couronné par l'Académie des Sciences. Paris, J.-B. Baillière, éditeur, 1846).

BALLET (GILBERT). Contribution à l'étude de l'état mental des héréditaires dégénérés (*Archives générales de médecine*, mars et avril 1888).

BUCCOLA. Le idee fisse (*Riv. sp. di fren.*, 1880).

FALRET (J.). Obsessions intellectuelles et émotives (*Rapport au Congrès international de médecine mentale*. Paris, 1889).

FRANCOTTE (X.). Des hallucinations dites psychiques (*Bulletin de la Société de médecine mentale de Belgique*, juin 1898).

GRIESINGER. *Traité des maladies mentales*, 1865.

JANET (P.). Les obsessions et la psychasthénie (*Travaux du laboratoire de psychologie de la clinique de la Salpêtrière*. Paris, Félix Alcan, éditeur, 1903).

KANDINSKY (V.). Kritische und klinische Betrachtungen im Gebiete der Sinnestauschungen (*Centralblatt für Nervenheilkunde, Psychiatrie und gerichtliche Psychopathologie*, 1 november 1884. Leipzig).

LARROUSSINIE. Hallucinations succédant à des obsessions (*Archives de neurologie*, 1896, t. II, p. 33).

LUGARO (E.). Sulle pseudo-allucinazioni (*Allucinazioni psichiche di Baillarger*).

— Contributio alla psicologia della demenza paranoïde (*Entratto dalla Rivista di patologia nervosa e mentale*, vol. VIII, fasc. 1-2, gennaio-febbraio 1903).

MICHEA. *Délire des sensations*.

RAYMOND et ARNAUD. Sur certains cas d'aboulie avec obsessions interrogatives et trouble des mouvements ; Folie du doute avec délire du toucher (*Annales médico-psychologiques*, 1892, série 7, t. XVI).

SÉGLAS (J.). L'hallucination dans ses rapports avec la fonction du langage, les hallucinations psychomotrices (*Progrès médical*, 18 et 25 août 1888).

— *Leçons cliniques sur les maladies mentales et nerveuses*. Paris, Asselin et Houzeau, éditeurs, 1895.

— Note sur l'évolution des obsessions et leur passage au délire (*Extrait des Archives de neurologie*, 1903, n° 85).

SÉGLAS (J.). De l'obsession hallucinatoire et de l'hallucination obsédante (*Annales médico-psychologiques*, t. XV, janvier-février 1892).
— *Sur les phénomènes dits hallucinations psychiques.*
— Des troubles de la fonction du langage dans l'onomatomanie (*Médecine moderne*, 10 décembre 1891).
TAMBURINI. La follia del dubbio (*Riv. sp. di fren.*, 1883).

8591-03. — Corbeil. Imprimerie Éd. Crété.

www.ingramcontent.com/pod-product-compliance
Ingram Content Group UK Ltd.
Pitfield, Milton Keynes, MK11 3LW, UK
UKHW020213200726
13856UKWH00004B/1370

9 782013 582391